瑜伽冠军

的瘦身瑜伽

焦开开 主编

黑龙江科学技术出版社
HEILONGJIANG SCIENCE AND TECHNOLOGY PRESS

图书在版编目（CIP）数据

瑜伽冠军的瘦身瑜伽 / 焦开开主编 . —— 哈尔滨：
黑龙江科学技术出版社，2017.8（2024.2重印）

ISBN 978-7-5388-9318-2

Ⅰ.①瑜… Ⅱ.①焦… Ⅲ.①瑜伽－减肥－基本知识
Ⅳ.① R793.51

中国版本图书馆 CIP 数据核字(2017) 第 179581 号

瑜 伽 冠 军 的 瘦 身 瑜 伽

YUJIA GUANJUN DE SHOUSHEN YUJIA

主　　编	焦开开	
责任编辑	宋秋颖	
摄影摄像	深圳市金版文化发展股份有限公司	
策划编辑	深圳市金版文化发展股份有限公司	
封面设计	深圳市金版文化发展股份有限公司	
出　　版	黑龙江科学技术出版社	
	地址：哈尔滨市南岗区公安街 70-2 号　　邮编：150007	
	电话：（0451）53642106　　传真：（0451）53642143	
	网址：www.lkcbs.cn	
发　　行	全国新华书店	
印　　刷	小森印刷（北京）有限公司	
开　　本	787 mm×970 mm　　1/16	
印　　张	13.5	
字　　数	120 千字	
版　　次	2017 年 8 月第 1 版	
印　　次	2017 年 8 月第 1 次印刷　2024年2月第4次印刷	
书　　号	ISBN 978-7-5388-9318-2	
定　　价	68.00 元	

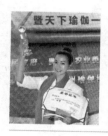

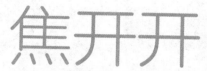
焦开开
获奖 时刻

2016 年4月，
首届凤冈锌硒茶杯
瑜伽大赛女单冠军

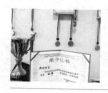

2016 年4月，
首届凤冈锌硒茶杯
瑜伽大赛女单冠军证书

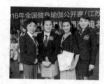

2016 年5月，
全国首届健身瑜伽
公开赛（宿迁站）女单冠军

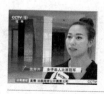

2016 年5月，
获得全国健身瑜伽公开赛女
单冠军后，接受中央五台的
采访

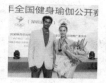

2016 年8月，
全国健身瑜伽公开赛（深圳宝安站）
女单冠军、女双冠军

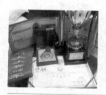

2016 年9月，
纤静杯·2016瑜伽运动大会
暨第十届瑜伽丽人大赛冠军证书

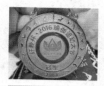

2016 年9月，
纤静杯·2016瑜伽运动大会
冠军足金金牌

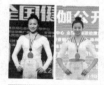

2016 年12月，
全国健身瑜伽总决赛（池州站）
女单冠军、混双冠军

2017 年1月，
荣获"优卡莲形象大使"称号

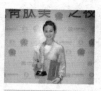

2017 年6月，
第三届国际瑜伽交流大会暨中国
"金城生物杯"瑜伽大赛冠军

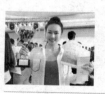

2017 年6月，
第六届国际瑜伽锦标赛冠军

身体由技术到
艺术的递进

矫林江 /
国际顶级瑜伽大师
中国瑜伽行业联盟·秘书长

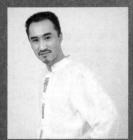

一位资深老师曾经很认真地对我说："瑜伽没有技术，只有艺术。"

我认为这个说法非常有趣。

她说："瑜伽的练习，如果从身体技术来讲，与健身操和普拉提一样，是勤奋的体力锻炼，只要流汗和坚持，都会有效果。但瑜伽是凭借身体的伸展，带动呼吸的能量流动，进而带来心灵的滋养，更高级的是利用冥想和灵魂的合一，带来天人合一的身心全面均衡，从而改变我们的内在生长力量，雕琢我们的外在形体。让我们拥有由内及外玲珑剔透的完美生命。所以，瑜伽是一种生活方式和生命艺术。"

原来如此！

开开的成长之路和完美身材可能得益于此。

近两年在全国性的瑜伽大赛中包揽冠军的焦开开，以前学习的恰恰是艺术和舞蹈，练习瑜伽后，如有神助，不仅摘得了多项桂冠，还收获了完美的身材和天使的面容。

她说："老师，我记得您说过，体式是流动的冥想，冥想是体式的终极，身体是一座庙宇，灵魂居于其中。每一个体式都是臣服和膜拜，而生命必将绽放莲花和奇迹。"

所以，开开的身体就是上天通过瑜伽给的奇迹。即使与那些欧美的模特站在一起，我们的中国女神丝毫不逊风韵与美丽。

一位法国美容专家曾经说过："不要小看一个能够长久保持优美身材的女人，这通常是一个顽强和很有自制力的女人。"

女人优美的身材和体态不仅有利于魅力的提升，还折射出诸多的女性内涵与素养。身心和谐的女人，身材是匀称健康的；心胸豁达的女人，身材是雍容饱满的；优雅高贵的女人，身材是优美动人的。

身材是女人灵魂和精神的物化，塑身是女人一门重要的修炼课程。

心静自然瘦，宁静和瑜伽的放松练习恰恰是其中的奥秘！

CONTENTS
目录

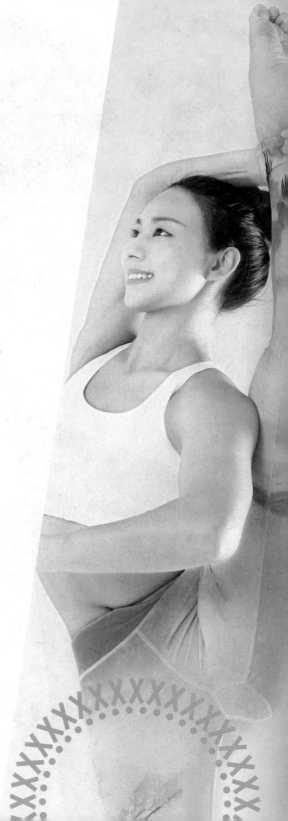

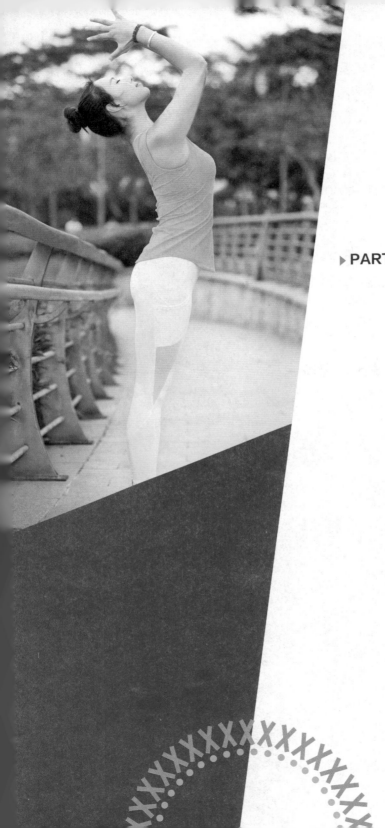

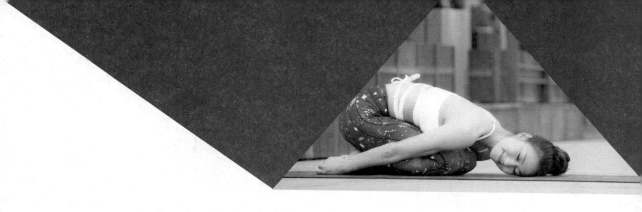

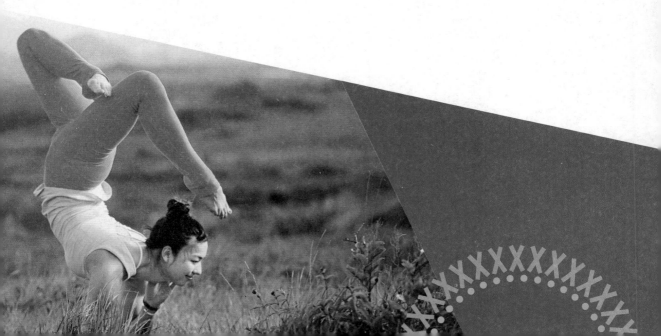

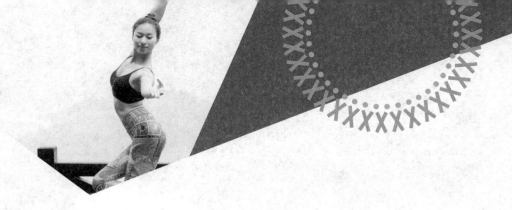

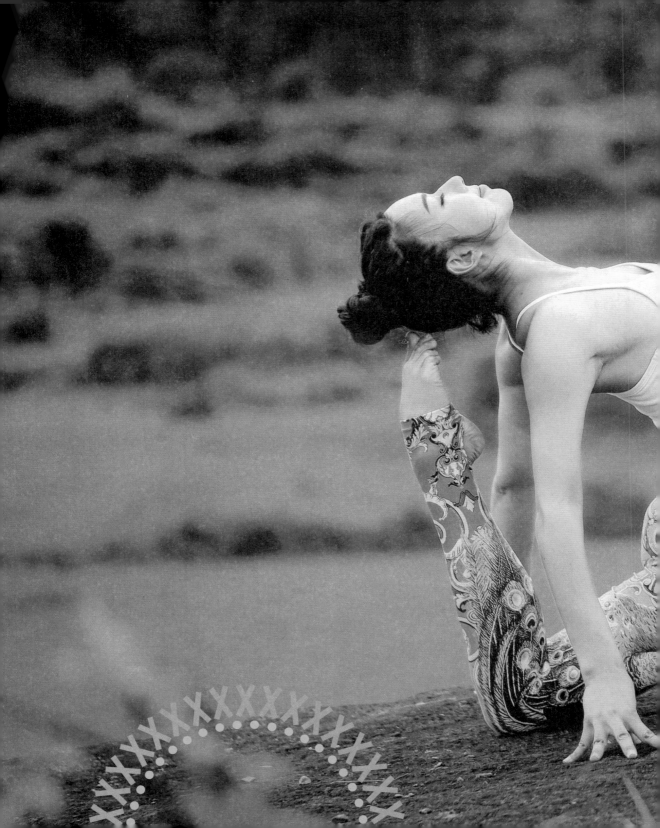

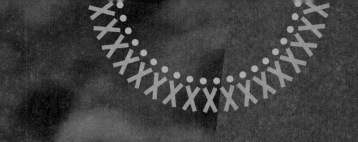

01

终生保持好身材的秘诀

夏天将至，意味着飘逸的裙摆和漂亮的凉鞋要出现了，你是否会喜悦而又忐忑？是否会兴奋而又患得患失？褪去厚重的春装，你是否又在为自己身上的赘肉而苦恼呢？冰冻三尺非一日之寒，我们身上的赘肉也是一样的，不是一天堆积起来的。别自怨自艾了，美是天生的，身材却是可以后天修炼的。在瑜伽瘦身狂潮势不可当地席卷全球的今天，想要苗条的你，就别犹豫了吧！

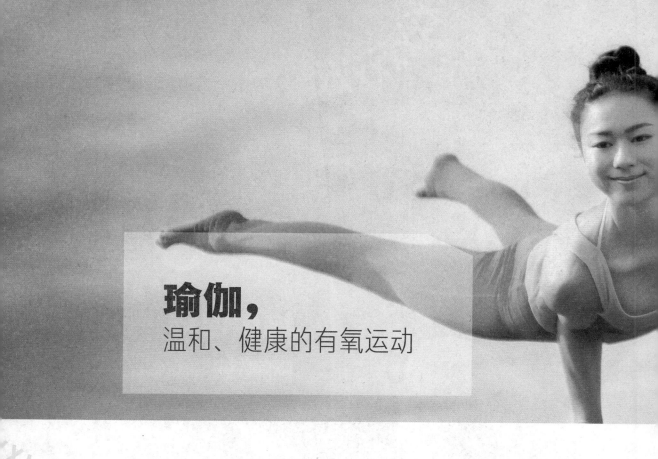

瑜伽，
温和、健康的有氧运动

都说做女人难，做个美丽的女人更难。为了靓丽的容颜、为了苗条的身材，或多或少，我们女性都做出过努力，但是大部分却收效甚微。都说运动好处多，可是怎样运动才有效呢？我们怎样才能找到适合自己的运动良方？如果你如此迷茫的话，选择练习瑜伽吧。它是一种温和、不单调却又能最大限度燃烧脂肪的有氧运动。体式丰富、灵活多变的瑜伽可以给我们带来不同的练习感受，让我们轻松地锻炼到身体的每一个部位。瑜伽温和舒展，不像其他运动那么剧烈，让人在练习完后处于疲惫状态。它注重全身性锻炼及身体平衡，通过瑜伽瘦身体位法及特殊的呼吸法，能让身心达到一种平衡的状态，这也是其他运动所无法达到的境界。瑜伽虽然是一种温和的运动，但当它对肌肉进行均衡地拉伸时，对热量的消耗可不小呢！有人统计过，一堂瑜伽课下来，所消耗的热量相当于打一场网球。持续而有节奏的有氧运动才是最消耗能量的运动方式。

瑜伽，温和、健康、自然的有氧运动；瑜伽，一项值得你终生坚持下去的运动。通

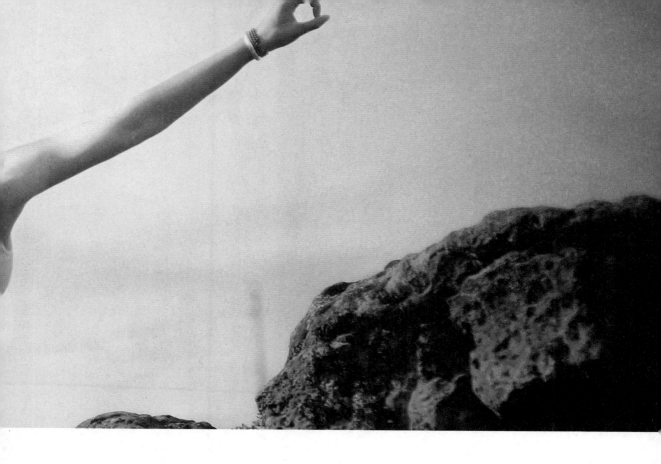

　　常练完瑜伽后身体会微微发热，浑身上下会变得很轻松。坚持一段时间后，你便会发现自己的皮肤变紧实了，腰围变细了，整个人都变得容光焕发了。除此之外，练习瑜伽对增强肌力、平复情绪、提高注意力都有很好的效果。瑜伽还具有减肥塑身的功效，可以帮助你保持好的身材。

　　我们都想瘦身，但它并不简单，因为我们不仅需要甩去赘肉，更需要锻炼皮肤下的肌肉。简而言之，瘦身的最终目的是拥有结实而又有弹性的肌肉，以及曼妙的曲线。你想要的这一切，瑜伽都可以帮你做到……

终生保持好身材的秘诀

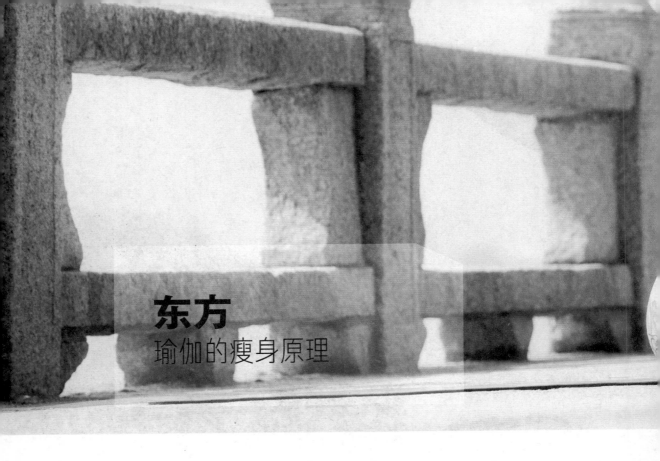

东方
瑜伽的瘦身原理

　　我们所提倡的瘦身，并不只是单纯意义上的减肥。减掉肥肉，减出曲线，才叫瘦身。也许你在想：瑜伽动作那么轻柔缓慢，怎么会达到瘦身的效果呢？事实上，瑜伽的瘦身效果是很惊人的，坚持练习瑜伽会让你的体态日臻完美。

　　瑜伽燃脂速度快。持续而有节奏的有氧运动最能热量。瑜伽轻柔舒缓，拉伸过程中对身体的各个部位都极为有益，会让你在不知不觉中消耗大量热量。

　　瑜伽减肥的基本原理是"腹式呼吸"，腹式呼吸可以使体内空气与体外空气进行充分交流，从而有利于身体内废物的排出。瑜伽瘦身体位法强调身心整和的概念，帮助身体伸展、放松。缓和的动作搭配呼吸训练，能使筋骨适当伸展，并使身体平衡。瑜伽通过按摩内脏器官，可以加速身体的血液循环，加快各部位脂肪的消耗，身体也就自然而然地纤瘦下来了。

　　此外，瑜伽中有很多动作能刺激到身体内的腺体，让体内的新陈代谢功能旺

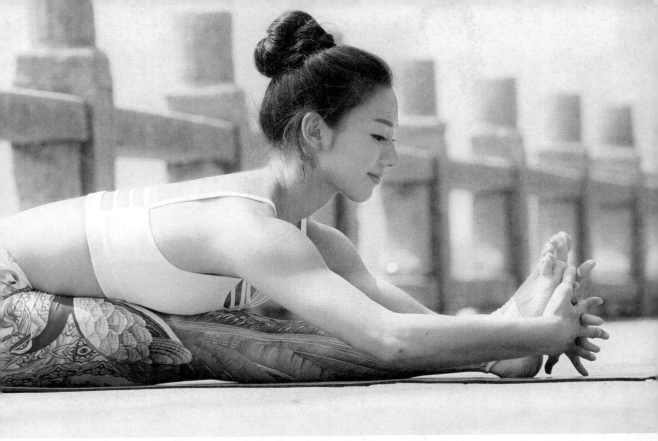

盛、血液循环顺畅，提高心脏及肺脏功能。瑜伽可以通过深呼吸和对脊椎的调整达到调节自主神经的目的，对食欲产生抑制作用，使人的饥饿感和饱腹感趋于和谐，进食需求和热量需求一致，这样一来就能很好地保持身材啦！

　　由于环境、饮食等诸多因素的影响，我们的体内聚集着大量的毒素，再加上大部分人都是久坐少动的办公室白领，身体功能运作比较缓慢，若是体内毒素不能及时地排出，身体容易形成浮肿型肥胖。而练习瑜伽的好处在于它可以按摩内脏，加强体内器官的排毒功能。当五脏六腑都和谐运转，体内毒素和多余水分就能及时排出，浮肿型肥胖也就能杜绝啦！

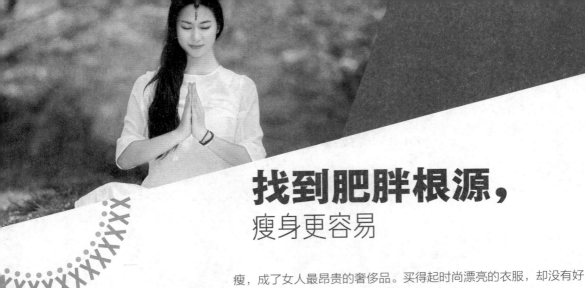

找到肥胖根源，
瘦身更容易

瘦，成了女人最昂贵的奢侈品。买得起时尚漂亮的衣服，却没有好的身段可以消受，这也是一大遗憾吧！

瘦，只需要你动起来，付出一些时间成本。坚持下来你会发现，你收获到的往往大于你所付出的，坚持每天练习一会儿瑜伽，不仅可以帮助你省掉瘦身的费用，更有益于拥有健康的身心。

每个女人都想和自己身上的赘肉告别，但之前我们需要清楚地认识到自己变胖的根源，只有找到了肥胖根源，才可以对症下药，瘦起来才会更加容易哟！

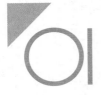

生理遗传导致肥胖

不管是父亲身上还是母亲身上，都能发现你胖的身影。或者说你从小就一直是个胖子，从小吃饭偏食并且这一习惯延续至今。对于这种情况，减肥更需要有耐心和恒心，可以考虑用专业减肥产品来帮助你瘦身。

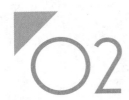

代谢不足导致肥胖

即使感到很热的时候，流汗也很少；亦或是天生的寒凉体质，平时喜欢吃些盐分比较重的食物或者爱喝碳酸饮料等。这种情况有可能是体内代谢不足，导致水分、脂肪积累，从而引发肥胖。

饮食过量导致肥胖

03

你是否经常一边吃零食一边看电视呢？看到自己喜欢的食物总是不能克制，在选择食物时，只买符合自己口味的，而不管它是否具有营养价值。平日喜食多油、口味重的食物和奶油制品。这样子可是很容易导致肥胖的哦！

在这种情况下，我们需要循序渐进地缩小食量。要学会计算食物所含的热量，并且充分认识到热量的积累对身体的影响。

不科学饮食导致肥胖

04

你是否有经常不吃早餐的习惯，并且食无定时？而且晚餐通常是最丰盛的，还常为自己找"吃"的借口？健身专家提醒我们，科学进食对于减肥是非常重要的，我们要学着重新安排自己的饮食计划，细嚼慢咽，减少糖类和脂肪的摄入量，多吃粗粮和素食。

情绪原因导致肥胖

05

情绪不佳也是会导致肥胖的哦，日常生活中经常萎靡不振或焦虑不安，为缓解焦虑不安的心情而暴饮暴食是非常不可取的，靠食物获得安慰的结果是身体发福。这个时候，我们要学会给自己晦暗的心情涂上色彩，例如去交友、去郊游、去读书，重新安排自己的生活。

缺乏运动导致肥胖

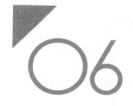

坚持运动和控制饮食是减肥的两大要素。运动过少当然会导致脂肪积累。不要抱怨没有时间运动，注重生活中的每一个小细节，例如把乘电梯换作爬楼梯，也是能很好地锻炼到我们的腿部。另外，每天抽出一些时间来练习瑜伽也能让我们的身体得到伸展，促进身体内毒素的排出，从而收获美丽和健康。

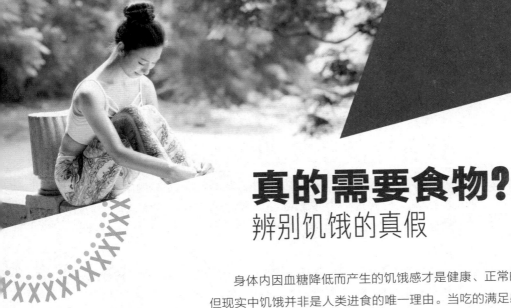

真的需要食物？
辨别饥饿的真假

　　身体内因血糖降低而产生的饥饿感才是健康、正常的进食动机。但现实中饥饿并非是人类进食的唯一理由。当吃的满足感取代饥饿感而成为进食的动机后，我们再想吃东西时，就会分不清自己是"真的饿了"，还是仅是"渴望食物"。分清这一点对于我们瘦身是非常重要的。

　　通常饥饿感来自于血液里葡萄糖浓度的变化。所以当你饿的时候，不一定非得吃饭，吃两块糖来代替也是可以的，虽然胃里还是没什么东西，但就不会觉得那么饿了。当然，饥饿感是很复杂的，与心理因素、饮食习惯也有一定关系。下面是各种类型的饥饿感，一起来学习辨别吧！

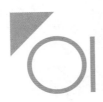

真正的饥饿

　　真正的饥饿是最重要的一种饥饿类型，它告诉你什么时候应该吃东西了，会让你感觉到一些生理指标的变化，比如低血糖、头疼或者肚子"咕咕"叫等。

　　我们常常忙于工作，直到饿得不行了才放下手头的事情去吃点什么，这时看到任何食物都会狼吞虎咽，但这种暴饮暴食的行为对胃很不好，在包里或者抽屉里准备些小零食吧。

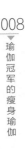

电视型饥饿

'02

相信很多美眉喜欢边看电视边吃零食，还认为这是一种享受吧。美国《临床营养学》杂志上的一项研究发现，在分心的状态下进食，会使人们无意识地吃很多，摄入更多的热量。建议大家在打开电视之前先估计一下自己的饥饿程度，预备适量的食物；或者在看电视的时候让两手忙些别的事情，这样也能避免大量食物的摄入。

无聊型饥饿

'03

相信大家都会有这样的经历，无聊的时候经常会打开冰箱看看里面有些什么。感觉无聊然后吃东西是我们经常会做的事情，那么最好想办法改变一下这种状态，而不是不自觉地去吃东西。

如果真的觉得无聊，我们也可以做不同的事情让自己放松啊，比如看看杂志、找朋友聊聊天，而不是一味地用吃来打发无聊的时间哦！

生气型饥饿

'04

是不是觉得这种饥饿类型有点奇怪？其实情绪与饥饿是有联系的。如果人们血糖偏低，就会导致思维逻辑不清和情绪易怒。研究发现，在已婚人士中，血糖水平偏低的人更容易对他们的配偶生气，甚至引发争吵。

其实，稍微注意一下，这种情况是能够被控制的。当我们意识到自己陷入这种情况的时候，赶紧吃点含糖分的食物吧，例如水果或者全麦食品，它们会让你的血糖在短时间内有所上升，更利于平复情绪哦！

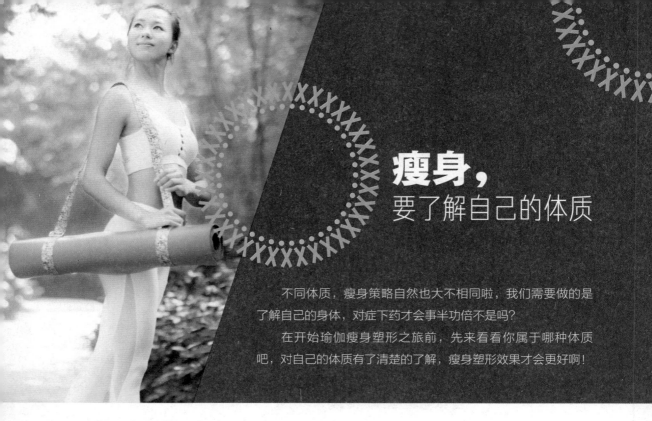

瘦身，
要了解自己的体质

不同体质，瘦身策略自然也大不相同啦，我们需要做的是了解自己的身体，对症下药才会事半功倍不是吗？

在开始瑜伽瘦身塑形之旅前，先来看看你属于哪种体质吧，对自己的体质有了清楚的了解，瘦身塑形效果才会更好啊！

肌肉型体质

这种体质很明显的特征是体态挺拔、骨骼强健，肩部和胸部较为伸展；女性的髋部大约与肩同宽。这种体质的人骨骼和肌肉都较为发达，胖或瘦起来都非常容易，因此大多数运动对他们都会奏效，尤其是塑造肌肉的力量练习。

对女性来说，很多人往往不想让自己看起来过于强壮，而只想让身体线条流畅一点，因此加强身体柔韧性练习很重要。普拉提、瑜伽，甚至芭蕾等都是很不错的选择。这种体质的人新陈代谢较快，只要注意饮食和运动，就不容易发胖。

纤瘦型体质

这种体质的人骨架娇小，肩膀窄而四肢纤长，少肌肉且肌力较差，不容易长胖。在以瘦为美的今天，想必很多美眉都会很羡慕这样的身材吧。不过，拥有这种体质的人的烦恼在于会为自己过瘦而担忧。我们说的瘦身可不是指瘦成平板哦，看着瘦、摸起来有肉才是我们的终极目标啊。对于这种体质来说，纤细的四肢和不算强健的骨骼不太适合力量训练，简单持久的耐力练习反而更好。不妨多练习瑜伽，舒缓温和还可以塑形、提升气质。

易胖型体质

　　这种体质的人消化系统发达，脂肪沉积丰富，骨架宽大，尤其下半身容易肥胖 。和另外两种体质相比，这种体质的人新陈代谢较慢，容易囤积脂肪，要瘦起来也不是那么容易。

　　听起来好像不是很理想，不过也不要沮丧嘛，虽说体质主要由遗传决定，但也有不少科学家指出，一些后天影响如人体对环境的适应和后天行为等也会使体质发生一定变化。只要锻炼得当，这种体质反而更能拥有凹凸有致的曲线。

　　这种情况下需要我们多做有氧训练，促进燃脂和增强心肺功能。最后，鉴于这种体质的人增重易而减重难，所以更要注意饮食哦。与增重之后再费大力气减肥比起来，把增重的因素控制在源头更加有效。

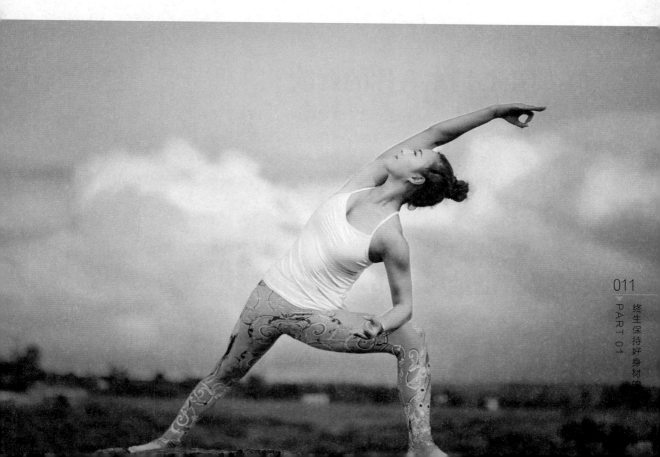

终生保持好身材的

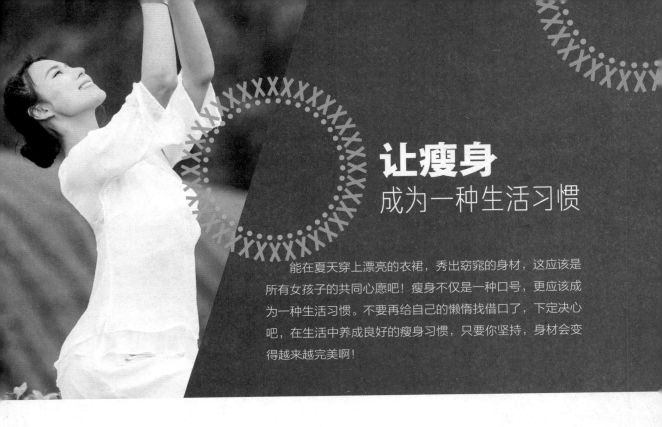

让瘦身
成为一种生活习惯

能在夏天穿上漂亮的衣裙，秀出窈窕的身材，这应该是所有女孩子的共同心愿吧！瘦身不仅是一种口号，更应该成为一种生活习惯。不要再给自己的懒惰找借口了，下定决心吧，在生活中养成良好的瘦身习惯，只要你坚持，身材会变得越来越完美啊！

不要让心情左右你的食欲

　　通常情况下，男人吃东西，是随着大脑和味觉的提示，肚子饿了才会想吃东西。他们把食物当成维持生命的燃料，有需要才会补充能量，比较不会吃进过多的热量；而女人的饮食习惯很容易受到心情影响，在狂欢的时候，甚至会吃得比男人多，这对减肥中的人来说可是大忌。女人常把吃东西当作缓解情绪或打发时间的手段，会受心情的影响而暴饮暴食，让自己越吃越胖，心情越变越差，成为恶性循环。所以各位美眉，要记住不要让心情影响食欲。

多喝水也是可以帮助减肥的

　　各位美眉可一定要记住，每天喝八杯水，拒绝碳酸饮料，这是保证苗条身材最有效的办法之一。大家可以在早上吃早餐之前喝杯白开水或者蜂蜜水，这样能够有效加速肠胃的蠕动，把前一夜体内的垃圾、代谢物排出体外，从而减少小肚腩出现的机会。大家在没有口渴的时候，也应该给身体补充水分，体内缺水会导致新陈代谢水平大大降低，不利于瘦身哦！

你知道吗？保持良好的睡眠也能瘦身哦

多项研究发现，熬夜会让体内肾上腺激素分泌过多，因此睡眠不足的人，食欲会变得特别好，这样一来就会摄入超过我们身体需求的热量，自然就不容易变瘦啦！睡眠的最佳时间是在晚上11点至次日凌晨4点，这时身体会对内脏进行自我修复和调理，生长激素的分泌也会变得旺盛，以加速脂肪的分解。所以，好的睡眠也是可以瘦身的。如果你真的辗转反侧难以入睡，那就试试瑜伽冥想吧，相信你很快就能安然入梦了。

在洗澡的时候配合按摩手法来击碎腹部脂肪

粗盐有很好的发汗作用，它可以帮助排出体内的废物及多余的水分。大家可以买几袋粗盐，洗完澡后，抓上一把，绕着肚脐顺时针按摩小腹50圈，再逆时针按摩小腹50圈，然后双手交叠由上往下用力按摩50次。粗盐能够很好地帮助身体排出废物，同时，还能够有效促进脂肪代谢，为肌肤补充矿物质，让腹部肌肤更加细致紧实。坚持1~2个月，你会惊奇地发现腰围缩小了啊！

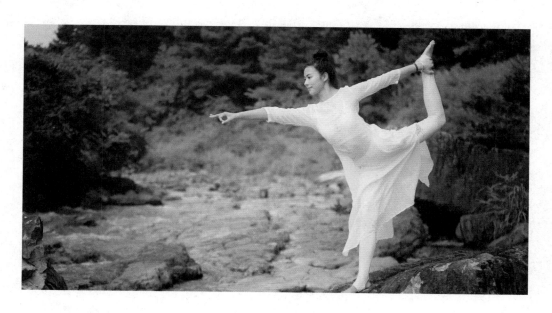

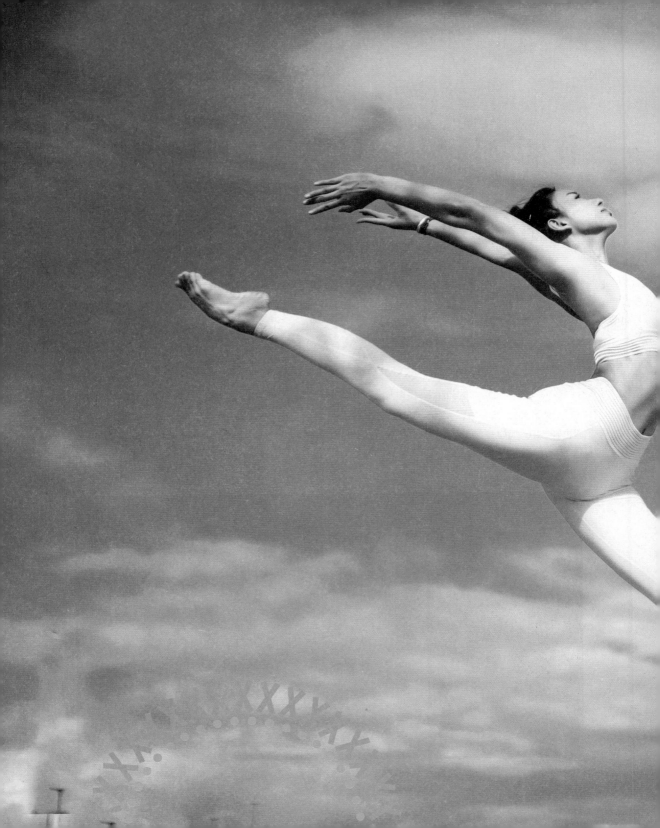

02

瘦身，在一呼一吸中开始

瑜伽带给你的不单是一种健康纯净的生活方式，更是破解肥胖难题的关键。瑜伽的呼吸方式似乎天生就是为纤体瘦身而存在的。通过呼吸充分地打开膈，吸入新鲜空气，使肺部、身体的每个细胞充满纯净的氧气，排出体内的二氧化碳，清除肺中的废气，在一呼一吸间，加快全身的血液循环，从而燃烧更多的脂肪和热量。持之以恒地修炼瑜伽，你会发现，优化身体线条、加强肌肉弹性、塑造动人曲线，这些真的都不难！

打造魔鬼身材，
呼吸与冥想必不可少

你有多久没有这样的体会了？只用鼻子呼吸，深呼吸，将自己的全身心都投入到思想中，放松，再放松，心里不带任何杂念。瑜伽所提倡的这种深呼吸，是一种比你所理解的深呼吸更慢更深入的呼吸。这种绵长的呼吸，能刺激你的大脑皮质，传递给你控制食物的信息，防止过多摄入食物；而且，这种绵长的呼吸还能给运动中的身体提供更多的氧气，帮助消耗身体更多的热量以达到瘦身的目的。深长的呼吸还能帮助肌肉放松，有利于腹部脂肪的分解。如果说体位是瑜伽的骨与肉，那么冥想便是瑜伽的灵魂。研究发现，冥想时人的心跳会减慢，血压会降低，全身耗氧量也随之降低，大脑及内脏器官会进入休眠状态，这时身体会停止依赖糖类，改以大量燃烧脂肪来产生热量，这种神奇的瘦身效果有没有让你觉得惊叹呢？

下面几种呼吸法与冥想法，瘦身必不可少哦！

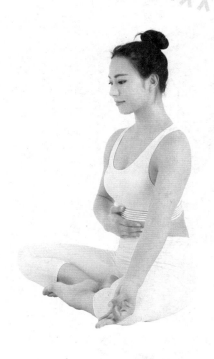

腹式呼吸

功效： 腹式呼吸的同时，腹部肌肉得到伸展，能够增强脏器功能。腹式呼吸还能增强气血循环，消除紧张和不安情绪。

做法： 盘腿坐，把手放在腹部上，两鼻孔慢慢吸气，放松腹部，感觉空气被吸向腹部，手能感觉到腹部越抬越高，实际上这是膈下降，将空气压入肺部底层。吐气时，慢慢收缩腹部肌肉，膈上升，将空气排出肺部。

胸式呼吸

功效： 胸式呼吸接近我们平时使用的呼吸方法，练习时能使背部肌肉变得紧实流畅，而且还能帮助稳定情绪，将体内的废气通过短促的呼吸排出体外。

做法： 盘腿坐，脊背挺直，双手置于肋骨处。两鼻孔慢慢吸气，同时双手感觉肋骨向外扩张并向上提升，再缓缓地吐气，体会肋骨下移并向内并拢。

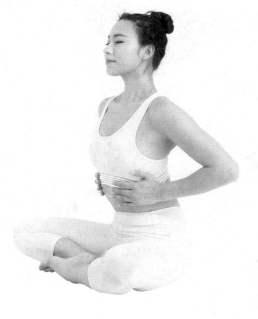

瘦身，在一呼一吸中开始

完全式呼吸

功效：这是一种把腹式呼吸和胸式呼吸结合起来的呼吸方法。在练习完全式呼吸时，我们呼吸空气的量会扩大3倍，会有更多的氧气注入到血液中、从而起到增强心脏功能，调节内分泌、帮助毒素排出体外的作用。

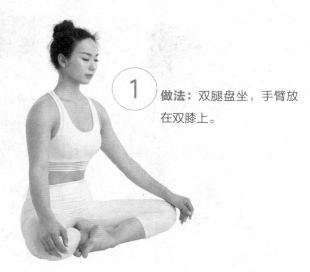

1 **做法：**双腿盘坐，手臂放在双膝上。

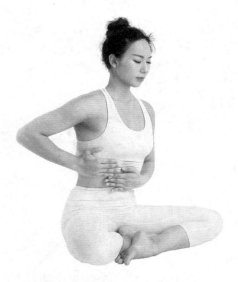

2 **做法：**右手放于肋骨上，左手放在腹部上。轻轻吸气，将空气吸入到肺的底部，使腹部隆起。继续吸气，将空气慢慢填满胸腔。

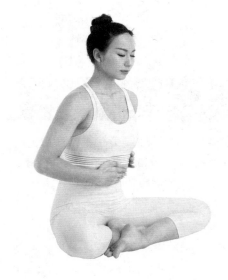

3 **做法：**呼气，按相反的顺序，先放松胸部，然后放松腹部，尽量将气吐尽。最后将腹部向内收紧，并温和地收缩肺部。

瑜伽冠军的瘦身瑜伽

瑜伽语音冥想

功效： 瑜伽语音冥想是最常见的冥想法，能起到放松身心的功效。

做法： 采用自己感觉最舒服的瑜伽坐姿，闭上眼睛，做几次深呼吸，呼气时用深沉的声音发出"哦姆"语音。

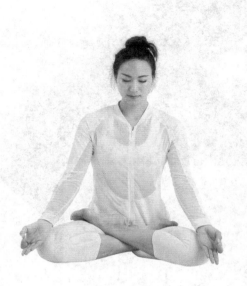

烛光冥想

功效： 有助于集中注意力，缓解眼部疲劳，提高睡眠质量。

做法：

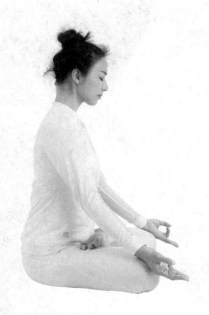

❶ 取一支点燃的蜡烛，将其放在距离约一手臂远的地方。闭上眼睛，清除脑海中的杂念。

❷ 感觉身心完全沉静时，微微睁开眼睛，意识专注于烛光最明亮的部分。

❸ 感觉有眼泪掉下时，闭上眼睛休息，几秒后再睁开眼睛，尽可能增加凝视的时间长度。

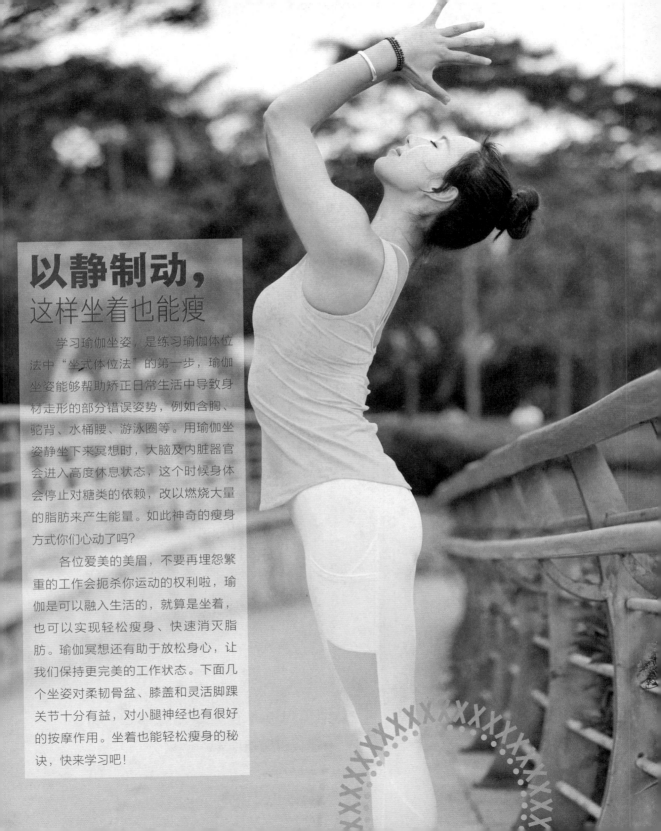

以静制动，
这样坐着也能瘦

　　学习瑜伽坐姿，是练习瑜伽体位法中"坐式体位法"的第一步，瑜伽坐姿能够帮助矫正日常生活中导致身材走形的部分错误姿势，例如含胸、驼背、水桶腰、游泳圈等。用瑜伽坐姿静坐下来冥想时，大脑及内脏器官会进入高度休息状态，这个时候身体会停止对糖类的依赖，改以燃烧大量的脂肪来产生能量。如此神奇的瘦身方式你们心动了吗？

　　各位爱美的美眉，不要再埋怨繁重的工作会扼杀你运动的权利啦，瑜伽是可以融入生活的，就算是坐着，也可以实现轻松瘦身、快速消灭脂肪。瑜伽冥想还有助于放松身心，让我们保持更完美的工作状态。下面几个坐姿对柔韧骨盆、膝盖和灵活脚踝关节十分有益，对小腿神经也有很好的按摩作用。坐着也能轻松瘦身的秘诀，快来学习吧！

莲花坐

功效： 这个坐姿极为适宜做呼吸、调息练习和冥想，对精神紧张和情绪波动大的人很有

做法：

① 坐正，双腿向前伸直。

② 右腿屈起放在左大腿上，脚心向上。

③ 左腿屈起，放在右大腿上。挺直脊背，收紧下颌，鼻尖与肚脐保持在一条直线上。

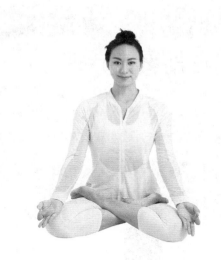

英雄坐

功效： 该坐姿能够促进腰腹部血液循环，减少腿部脂肪，还能强健脊椎、矫正驼背等不正确姿势。

做法：

① 双膝并拢跪地，双脚分开与臀部同宽。

② 臀部坐在两脚之间的地面上。脚后跟夹紧臀部，挺直腰背，双手搭在大腿上。

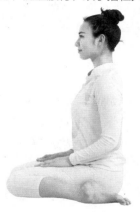

束脚坐

功效： 对柔韧骨盆、膝盖十分有益。对小腿神经有良好的按摩作用，还能美化腿部线条。

做法：

① 坐在地上，双腿向前伸直。

② 屈双膝收回双腿，双脚脚掌相对，腰部挺直。

③ 用双手向下按压双膝，尽量把大腿平放在地上。

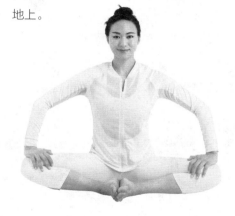

基础热身运动，
塑形前奏十分钟

瑜伽练习前的基础热身运动能够舒活筋骨，迅速打开身体各个关节，还能加快气血循环、提高新陈代谢。通过基础热身运动，身体会变得柔软有弹性，不仅能让全身充满能量，更好地投入接下来的瘦身练习，还能降低在瑜伽练习过程中肌肉拉伤的概率。

头部热身

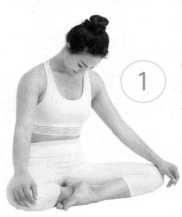

1 **做法：** 低头，感觉颈部肌肉受到拉伸，尽可能让下颌向前胸靠近。

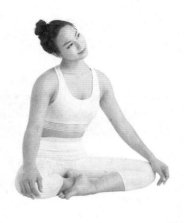

2 **做法：** 将头从右侧开始顺时针转动一圈，回到低头的位置。

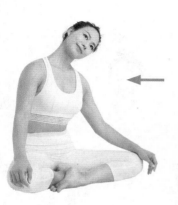
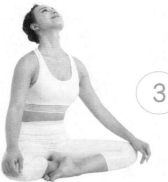

3 **做法：** 抬头，调整呼吸。仰头向后，感觉下颌肌肉受到拉伸。将头从左侧开始逆时针转动一圈。头部回到正中，调整呼吸。

颈部热身

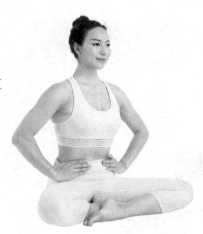

① **做法：**双手叉腰，挺直腰背，双腿弯曲并拢。

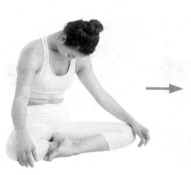 →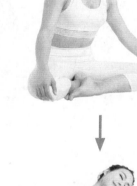

② **做法：**头轻轻前弯、后仰、向左、向右转动。然后由前→左→后→右方向绕转4圈，再由前→右→后→左方向绕转4圈（转动时肩颈自然放轻松）。

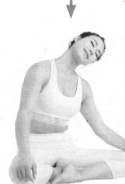

肩部热身

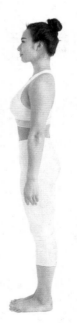

① 做法：挺直站立，双腿并拢，右手自然垂放，左手轻松搭于左肩上。

② 做法：左手由前往后转4圈，再由后往前转4圈。

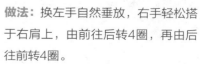

③ 做法：换左手自然垂放，右手轻松搭于右肩上，由前往后转4圈，再由后往前转4圈。

胸背热身

① **做法：**双手叉腰，双腿并拢。

② **做法：**头、颈与两肩向前缩，使背部弓紧。

③ **做法：**扩胸后仰，颈部放松，手肘尽量向后，使胸部扩开。如此前缩、后扩重复练习4次。

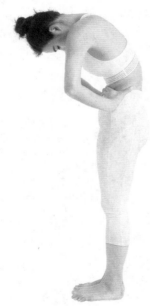

PART 02

瘦身，在一呼一吸中开始

转臀热身

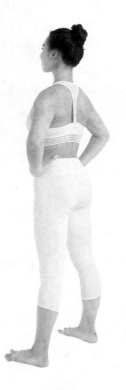

① **做法：** 双手叉腰，双脚打开与肩同宽。

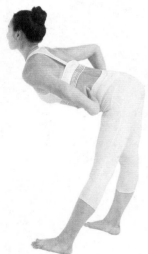

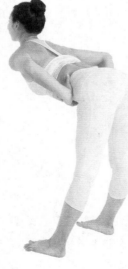

② **做法：** 臀部由左向右慢慢绕转4圈（膝盖伸直），再由右向左慢慢绕转4圈。

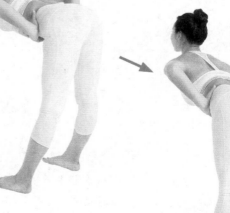

瑜伽冠军的瘦身瑜伽

扭转热身

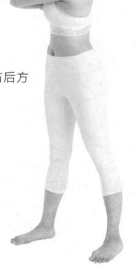

① **做法：**双脚打开与肩同宽，双手于胸前握拳，手肘张开与胸同高。

② **做法：**先往左后方扭转（腰背保持平直）。

③ **做法：**再往右后方扭转。

瑜伽后的放松术，
让你一瘦到底

　　练习完瑜伽后，你通常想干些什么？先别急着休息或者洗澡，否则你会错过一个绝佳的瘦身机会。你知道吗？任何运动发挥最大功效的时候，往往是在你最放松的时候，瑜伽也一样，你需要放松。瑜伽放松术的练习能够释放人体潜在的紧张情绪，缓解压力，能让身体、思维和情绪放松。配合腹式呼吸，可以让脂肪更彻底地燃烧，从而最大限度地达到瘦身效果。

僵蚕式

功效： 这是最常见的放松姿势，身体完全静止，精神却停留在"不完全的静止"状态充分放松，能让身体和精神得到深层次的净化，不可思议的是，这个过程还会消耗数量惊人的热量。

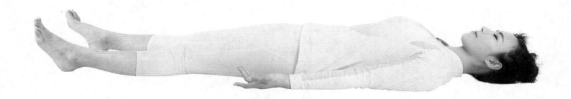

做法： 平躺在床上或地面上，头摆正。闭上双眼，双脚分开与肩同宽，脚尖略朝外展，双臂自然在身体两侧摊开，手掌向上。全身完全放松，进行缓慢而深长的呼吸。

婴儿式

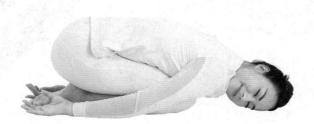

功效：练习婴儿式时，膝盖蜷缩在腹部下面，对背部肌肉和脊椎能起到很好的放松作用，能迅速减轻压力，轻松告别压力性肥胖。

做法：跪坐，臀部坐在双脚脚后跟上，然后上半身向前俯身，直至额头触及膝盖前的地面。当额头触地时，把头偏向右侧，左脸颊贴地休息。双臂自然放于身体两侧，掌心向上。

鱼戏式

功效：此式放松术能使腹部得到温和的按摩，让肠部得到伸展，兴奋消化过程，有助于消除消化不良和便秘，帮助排毒。

做法：身体向右侧侧卧，右臂伸直，将头枕在右大臂上，左手自然放于体侧或体前。全身放松，自然而均匀地呼吸。

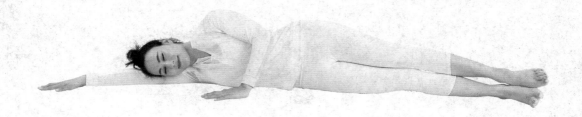

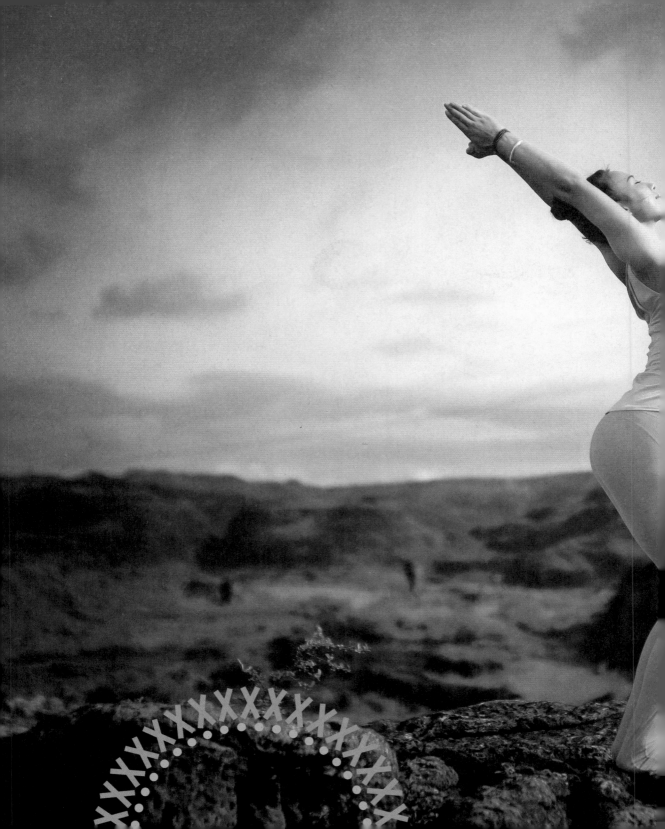

从头到脚的瘦身
塑形瑜伽

　　都说真正的美女动人在脸部，美丽在胸部，优雅在腰部，迷人在背部，性感在臀部，力度在腿部，永恒在内部，风度在全部。追求完美体态是每个女人孜孜以求的，减肥是女人一辈子的事业，想要由内而外地成为美女，想要在举手投足中尽展柔韧和优雅，在一呼一吸间燃烧脂肪……从现在开始，认真执行专门为你设计的瘦身方案吧，让你从头到脚都美起来。

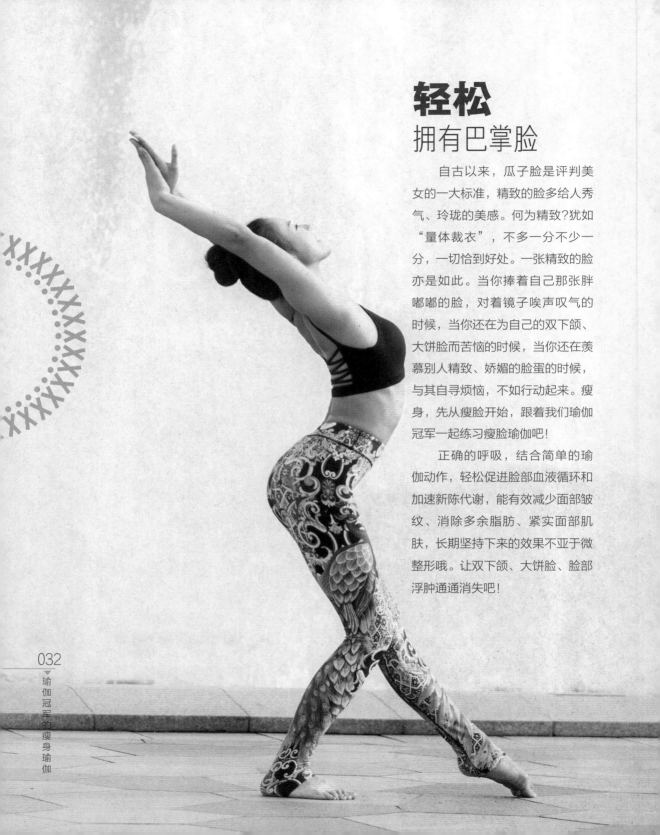

轻松
拥有巴掌脸

　　自古以来，瓜子脸是评判美女的一大标准，精致的脸多给人秀气、玲珑的美感。何为精致？犹如"量体裁衣"，不多一分不少一分，一切恰到好处。一张精致的脸亦是如此。当你捧着自己那张胖嘟嘟的脸，对着镜子唉声叹气的时候，当你还在为自己的双下颌、大饼脸而苦恼的时候，当你还在羡慕别人精致、娇媚的脸蛋的时候，与其自寻烦恼，不如行动起来。瘦身，先从瘦脸开始，跟着我们瑜伽冠军一起练习瘦脸瑜伽吧！

　　正确的呼吸，结合简单的瑜伽动作，轻松促进脸部血液循环和加速新陈代谢，能有效减少面部皱纹、消除多余脂肪、紧实面部肌肤，长期坚持下来的效果不亚于微整形哦。让双下颌、大饼脸、脸部浮肿通通消失吧！

狮子式

功效： 此套动作使面部肌肉得到纵向伸展，能预防面部皮肤松弛下垂，同时面部和颈部的其他腺体也可受益。

① **做法：** 跪坐，脊椎挺直，臀部坐在脚后跟上，双手放于身体两侧，指尖朝内。

Tips 在吐气时应用力发出"啊"音，如狮子吼般的叫声，将身体的废气呼出体外。

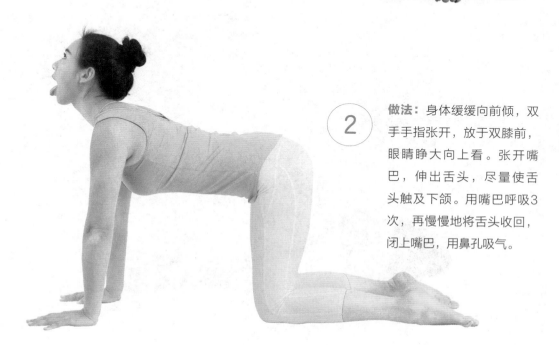

② **做法：** 身体缓缓向前倾，双手手指张开，放于双膝前，眼睛睁大向上看。张开嘴巴，伸出舌头，尽量使舌头触及下颌。用嘴巴呼吸3次，再慢慢地将舌头收回，闭上嘴巴，用鼻孔吸气。

叩首式

功效： 头顶地面时，血液会充分流入头部，有助于促进头部血液循环、加速新陈代谢，从而起到消除脸部多余脂肪、收紧下颌赘肉的作用。此动作还能缓解颈部、背部疲劳。

① **做法：** 以金刚坐姿（双膝并拢跪地，臀部坐在双脚脚后跟上，双手置于大腿两侧，指尖朝前。）坐于地板上，调整好呼吸，双手自然放于身体两侧。

② **做法：** 吸气，上身缓缓向前倾，直至额头触地，臀部贴住脚后跟，双手放于脚两侧。

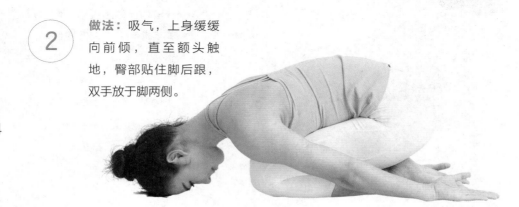

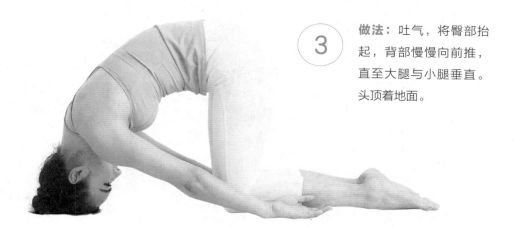

③ **做法：** 吐气，将臀部抬起，背部慢慢向前推，直至大腿与小腿垂直。头顶着地面。

Tips 患有眼疾、耳部疾病、高血压或眩晕症的人不应做这个姿势。练习时如出现头晕或胸闷等症状，应缓缓抬头，并调整好呼吸。

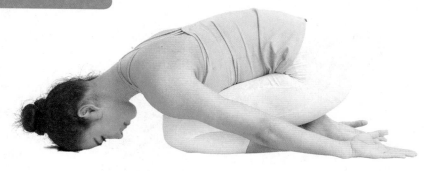

④ **做法：** 将臀部后移，坐于脚后跟上，保持自然呼吸。

花环式

功效： 此套动作可促进脸部的血液循环，起到肌肤排毒的作用，使皮肤得到滋养。此外，还能促进肌肉收缩，起到收敛面部赘肉的效果。

① **做法：** 双脚并拢，脊椎挺直，半蹲，双臂向前伸直保持与地面平行。

② **做法：** 下蹲，上身向下压，掌心贴地，头部置于双臂之间。

③ **做法：** 将双臂从双膝内侧抓住两脚踝的后侧。头部下垂触地，调整好呼吸，保持此姿势20秒，缓慢恢复初始姿势。

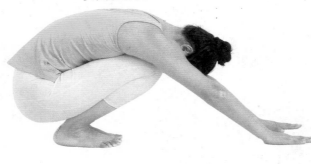

瑜伽冠军的瘦身瑜伽

Tips 肠胃疾病患者及孕妇不适宜做此套动作。

双角式

功效： 增强背部和肩部的肌肉群，有助于血液涌向头部，能舒缓神经，还能加快脸部的新陈代谢，具有收敛赘肉的功效。

1 **做法：** 挺身直立，双脚分开与肩同宽。双手于背后十指交叉握拳，双臂伸直。

 Tips 在进行步骤3时，如果身体柔韧度不够好，腰部可适当弯曲，头部不必放于双腿之间。

2 **做法：** 吸气，挺胸，用力将手臂向后方抬高，身体不要弯曲。

3 **做法：** 呼气，上体向前弯曲，双臂尽量向头的后方下压，尽量与地面平行。颈部放松，停留3~5个呼吸，然后缓慢恢复至初始姿势。

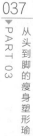

站立前屈式

功效： 此式能滋养面部肌肤，具有瘦脸紧肤的功效。头部低下的动作，还能促进脑部血液循环，从而缓解脑部压力。

① **做法：** 双腿并拢，脊椎挺直站立。吸气，双臂向上伸展，保持背部挺直。

② **做法：** 呼气，上身缓缓向下弯曲，在下弯时手臂与背部应保持挺直，且膝盖绷直。

③ **做法：** 吸气，双手沿小腿后侧抓住脚踝。呼气，头部和上身尽量靠近腿部，保持30秒。调整呼吸，恢复至最初的站立姿势。

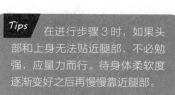

Tips 在进行步骤3时，如果头部和上身无法贴近腿部，不必勉强，应量力而行。待身体柔软度逐渐变好之后再慢慢靠近腿部。

瑜伽冠军的瘦身瑜伽

铲斗式

功效： 这套动作可以加快血液循环，有助于改善面部浮肿的现象。常做此套动作还可以缓解眼部疲劳，能使面色红润。

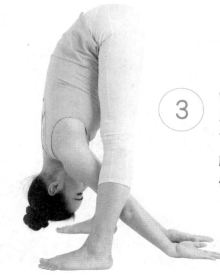

① 做法： 站立，双脚张开，脊椎挺直，双臂向上伸直，掌心相对。

Tips 高血压患者不适合练习此套动作。

② 做法： 吸气，头部缓缓向后仰，身体保持直立。

③ 做法： 呼气，上身前屈，弯腰时上身应向下方摆动，双臂伸至腿后，手背着地，身体尽量放松。

兔式

功效： 紧致面颊轮廓，改善眼部松弛，消除双下颌。

① **做法：** 吸气，跪坐，腰背挺直，臀部坐于双脚脚后跟上，双手自然搭在膝盖上，目视前方。

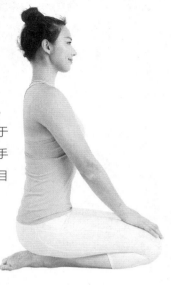

② **做法：** 呼气，上半身前屈，头顶点地，双手放在脚后跟处。

Tips 练习时如有颈椎不适，可将双手放于头部两侧以支撑身体；若手放置脚后跟处较困难，可将双手自然垂放于体侧。高血压患者不适合练习此体式。

③ **做法：** 吸气，臀部抬高至大腿与地面垂直，拱背，双手触脚踝，保持这个动作数秒。

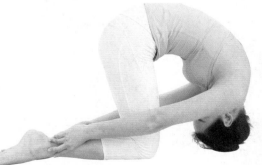

④ **做法：** 呼气，身体慢慢放松，保持数秒。

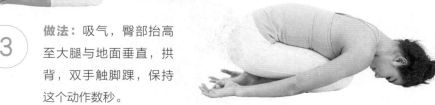

瑜伽冠军的瘦身瑜伽

全弓式

功效： 消除面部晦暗状况，改善黑眼圈，减缓面部下垂。

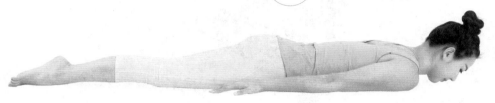

做法： 俯卧，双脚并拢，双手平放体侧。

①

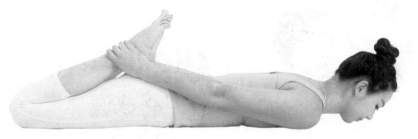

② **做法：** 弯曲双膝，双手向后抓住脚踝，下颌触地。

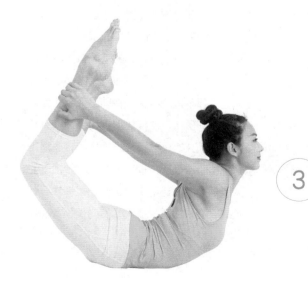

③ **做法：** 吸气，将双腿慢慢抬高至极限，双臂要伸直。呼气，上身挺起，头部后仰，全身呈弓形姿势，双腿尽量向上向后伸，最大限度地抬高双腿，强化腰部的挤压，意识放在腹部、腰部。

颈部
护理必修课

很多时候，我们并没有像护理面部一样去呵护颈部，然而作为人体较为直观的部位，颈部恰巧最能暴露女人的年龄，也是最影响美观的部位之一。颈部需要有良好的血液循环才能显得丰润而有生气。然而很多女性常有颈部不适的状况，特别是久坐的美女们，长时间保持一个姿势很容易使颈部肌肉僵硬，久而久之还会造成颈椎弯曲，影响美感。别担心，颈部护理，我们也有妙招既能缓解颈部疲劳，还能增加颈部的柔韧性。颈如蝤蛴，细长白皙、弧线优美的美颈，让你倍添女人味。

鸵鸟式

功效： 有助于消除颈部细纹，从而达到美化和拉长颈部的功效。还可以增强腹部器官功能，消除胃胀气。

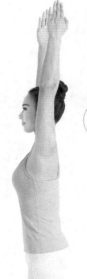

① **做法：** 站立，双脚分开，腰背挺直，吸气，双臂向上高举过头顶。

② **做法：** 呼气，以髋部为折点向下弯腰，将双手掌心放在脚掌下。吸气抬头，肩膀下压，保持双腿挺直。

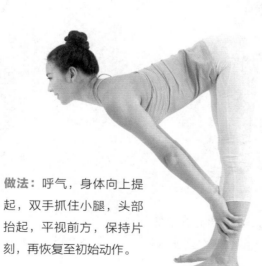

③ **做法：** 呼气，身体向上提起，双手抓住小腿，头部抬起，平视前方，保持片刻，再恢复至初始动作。

颈部画圈式

功效： 颈部画圈的动作，有助于锻炼颈部的所有肌肉，从而起到防止肌肉松弛、美化颈部曲线的效果。

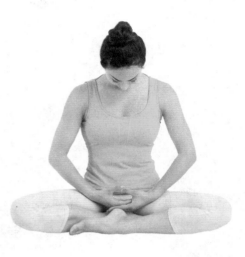

1 **做法：** 双腿自然盘起，脊椎挺直，双手拇指相对，其他四指相叠，头部低下，全身放松。

> **Tips** 练习此套动作需轻柔且缓慢，不要让颈部肌肉过于劳累，避免造成颈部的损伤。

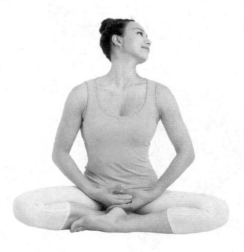

2 **做法：** 以颈部带动头部缓慢地由左至右画圈。

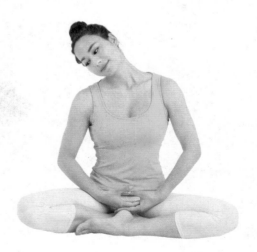

3 **做法：** 转动一圈后，休息10秒。然后向另一侧重复画圈动作。

猫伸展式

功效： 活化整个脊椎，放松肩部和颈部，收紧腹肌。

① **做法：** 双手、双膝和小腿着地，呈动物爬行姿态。

② **做法：** 吸气，抬头向上看，收紧背肌，腰部下沉，翘起臀部，持续几秒。

③ **做法：** 呼气，放松颈部，垂头、含胸、收缩腹肌，拱起后背，保持几秒。

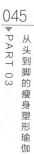

乌龟式

功效：此动作使颈前肌肉和颈后肌肉都得到拉伸，有助于消除颈部的多余脂肪，起到塑造颈部纤细曲线，并预防颈椎病的效果。

(1) **做法：**坐立，双腿分开，挺直脊椎，双臂前伸，用双手去触摸脚尖。

Tips　注意躯干在下压的过程中，臀部不可离开地面。在后仰的过程中，双臂可同时按压双膝，给颈部、肩部和背部以反作用力，便于将动作做得更到位。练习此动作还要掌握好力度，因为颈部和脊椎是较易受伤的部位。

(2) **做法：**弯曲双膝，小腿向内收回，两脚掌相对，弯曲双臂，将双手放于两侧膝盖处，保持脊椎挺直。

瑜伽冠军的瘦身瑜伽

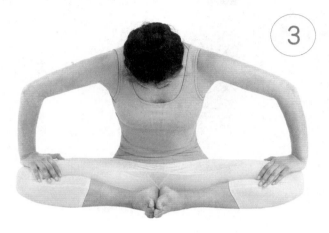

③ **做法：** 吸气，头部低下，感觉气息流遍全身。

④ **做法：** 吸气，将头部慢慢抬起，使前颈的肌肉得到伸展。呼气，头部后仰，脊椎从底部开始节节往前推送，上体前屈。

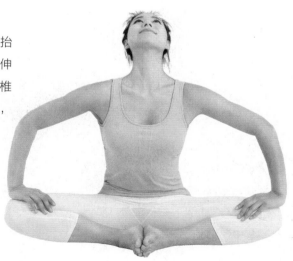

047

▶PART 03

从头到脚的瘦身塑形瑜伽

天线式

功效：头部后仰、前俯的动作能很好地放松和舒展颈部，让颈部肌肉、神经和韧带得到充分的按摩和运动，能有效消除颈部细纹，让美颈光滑、细长，还可使胸部舒展，预防乳房下垂。手臂伸展能消除手臂上的赘肉。

① **做法：**跪坐，腰背挺直，双手于胸前合十。

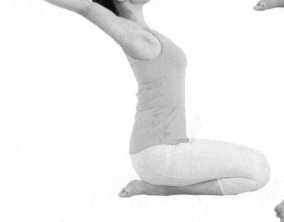

② **做法：**吸气，将双手缓缓举高，双臂尽量向后上方伸展，掌心向前，呼气，放松双手力量，手臂张开与肩同宽，目视上方，意识集中在双手指尖上。

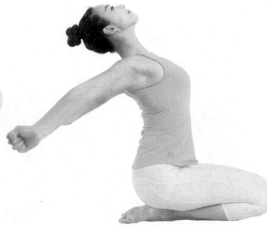

③ **做法：**吸气，双手握拳，向下压，头向后仰，挺胸，保持呼吸顺畅。

做法： 呼气，双手交叉相握于背部，身体往前下压，双臂向上举高，与地面垂直，额头着地，腰背保持挺直，保持数秒。

④

Tips 练习时将意识集中于颈部，颈部后仰时需要注意自我的承受力，不可用力过猛，循序渐进即可。

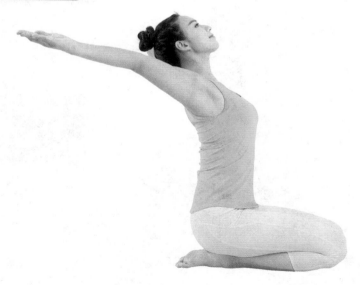

⑤ **做法：** 吸气，上身直立，双臂与两掌松开举高，放松身体，恢复至初始跪姿。

从头到脚的瘦身塑形瑜伽

敬礼式

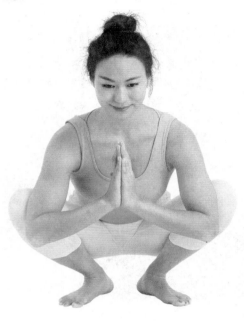

功效： 头部后仰的动作能很好地放松和舒展颈部，打通颈部的淋巴结，让颈部肌肉、神经和韧带得到充分的按摩和运动，有效消除颈部细纹，让美颈光滑、细长。

① **做法：** 双脚分开蹲下，双手合十于胸前，调整呼吸。

Tips 练习时将意识集中于颈部，颈部后仰时需要注意自我的承受力，不可用力过猛，循序渐进即可。

② **做法：** 吸气，头部向后仰，同时用双肘把双膝向外撑开，保持几秒。

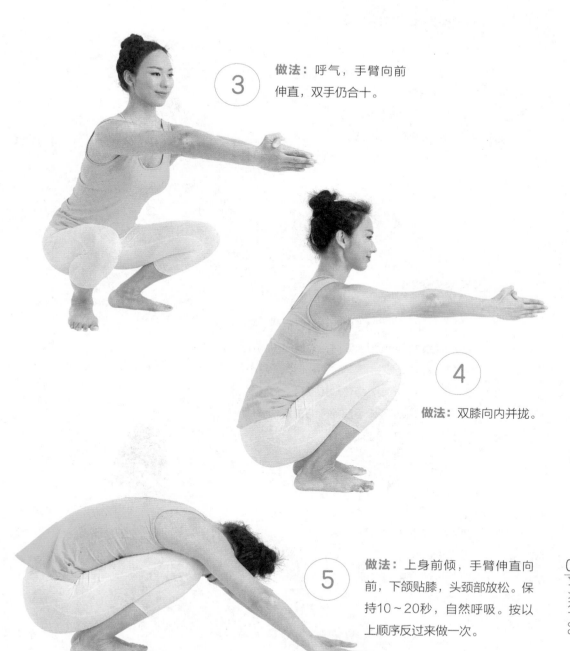

③ 做法：呼气，手臂向前
伸直，双手仍合十。

④ 做法：双膝向内并拢。

⑤ 做法：上身前倾，手臂伸直向
前，下颌贴膝，头颈部放松。保
持10~20秒，自然呼吸。按以
上顺序反过来做一次。

菱形按压式

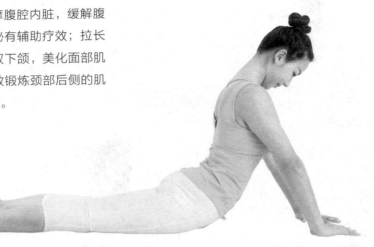

功效： 全面伸展脊椎、舒缓神经、改善不良体态；按摩腹腔内脏，缓解腹部胀气，对于便秘有辅助疗效；拉长颈部线条，收紧双下颌，美化面部肌肤；同时还能有效锻炼颈部后侧的肌肉，更显青春活力。

1 **做法：** 身体俯卧，双手拇指和食指相对，在额头下组成一个菱形，双肘自然伸向两侧，保持身体自然舒适。吸气，手指位置保持不变，双臂向下按压，身体顺势抬起，打开双肩，挺胸，眼睛看向手部菱形的位置，保持该姿势3~5次呼吸的时间。

2 **做法：** 双腿微微分开，脚尖绷直，屈双膝，脚尖朝背部靠近。肩膀打开，做胸式呼吸。

③ 做法： 呼气，脚尖继续绷直，颈部伸直，头向后仰，感觉头顶与脚尖越来越近。脊椎后侧得到挤压，头和颈部得到拉伸。

④ 做法： 呼气时弯曲双肘，将上半身一节一节地放落在地面上；再放松双腿，双腿前侧贴地；头部慢慢回到地面，侧脸放在垫子上，调整呼吸。

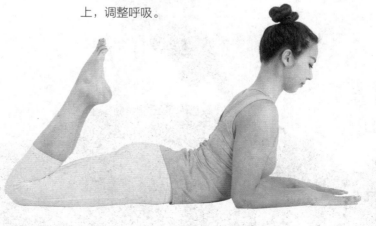

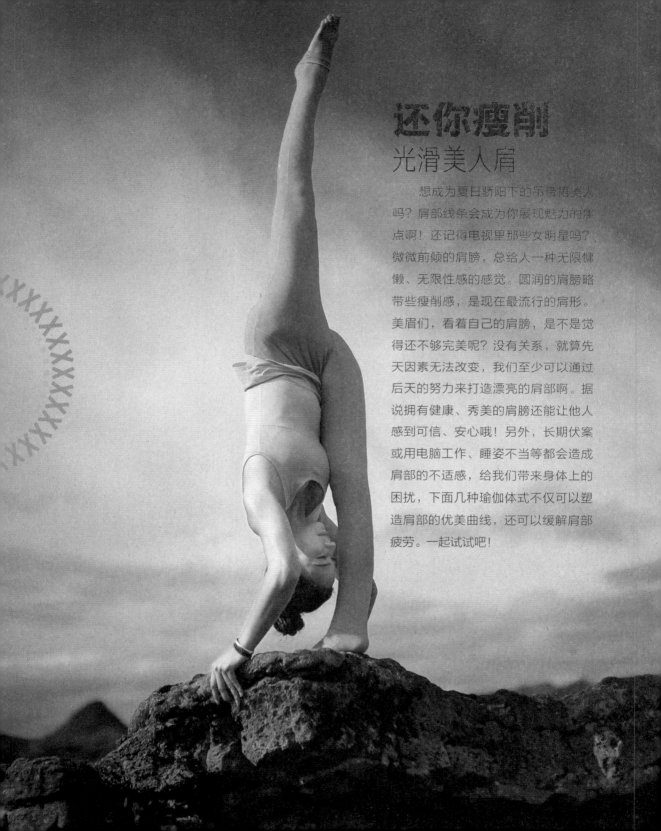

还你瘦削
光滑美人肩

　　想成为夏日骄阳下的吊带裙美人吗？肩部线条会成为你展现魅力的焦点啊！还记得电视里那些女明星吗？微微前倾的肩膀，总给人一种无限慵懒、无限性感的感觉。圆润的肩膀略带些瘦削感，是现在最流行的肩形。美眉们，看着自己的肩膀，是不是觉得还不够完美呢？没有关系，就算先天因素无法改变，我们至少可以通过后天的努力来打造漂亮的肩部啊。据说拥有健康、秀美的肩膀还能让他人感到可信、安心哦！另外，长期伏案或用电脑工作、睡姿不当等都会造成肩部的不适感，给我们带来身体上的困扰，下面几种瑜伽体式不仅可以塑造肩部的优美曲线，还可以缓解肩部疲劳。一起试试吧！

祈祷式

功效： 此套动作能刺激三角肌，使肩部得到锻炼，从而起到修饰肩部曲线的目的。

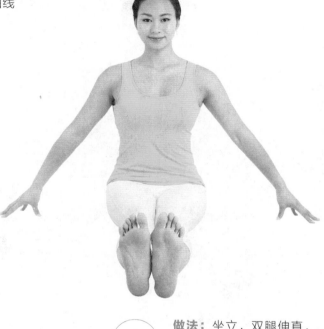

① **做法：** 坐立，双腿伸直，双臂放在身体两侧，指尖着地。

② **做法：** 将右腿往左边收回，搭在左腿上，放于左腿外侧，脚心朝上。

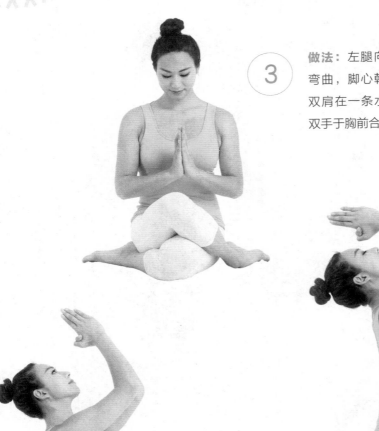

做法： 左腿向身体右侧弯曲，脚心朝上。保持双肩在一条水平线上，双手于胸前合十。

③

做法： 双臂慢慢向上移动，头部向后仰，保持背部挺直。

④

做法： 保持此姿势15秒。然后回到初始动作。反复练习此套动作3次。

⑤

榻式

功效： 此套动作能使颈部和肩部肌肉得到很好的伸展，从而消除这两个部位后侧的赘肉。

① **做法：** 坐立，双腿打开，双膝并拢，臀部坐于双脚之间的地板上，双手放于膝盖上，眼睛直视正前方。

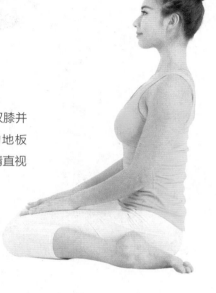

Tips 初学者如果臀部无法完全坐于双脚之间的地板上，可以在臀部下方垫一块毯子，等到腿部柔韧性变好之后再去掉毯子。

② **做法：** 将双手移至两脚掌上，手心贴着脚掌，身体慢慢向后倾，手肘弯曲。

做法： 吸气，双手用力撑起上身，臀部离开地板，背部和胸部慢慢抬高。

③

④ **做法：** 呼气，身体弯曲呈弓形，头顶着地，双手放开脚掌，交叉握着另一手的手肘，将交叉的双臂放于头部的上前方。

⑤ **做法：** 保持呼吸平稳，然后慢慢放下背部，使上半身完全贴放于地板上，双手放回身体两侧，然后放松全身。反复做此套动作5次。

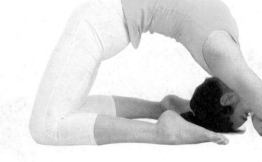

瑜伽冠军的瘦身瑜伽

变异眼镜蛇式

功效：此套动作能伸展肩部和背部的肌肉，消除肩部多余的脂肪。

① **做法：**俯卧在地板上，双腿伸直并拢，双臂弯曲于肩两侧，掌心贴地，下颌触地。

② **做法：**吸气，将手臂慢慢伸直，用力使胸部和腰部抬起，头部慢慢向后仰，保持双腿紧贴着地面。

③ **做法：**呼气，双膝向上弯曲，小腿尽量靠近大腿后侧，脚尖向上勾，对着头顶，上身尽量向后伸展。保持此姿势数秒后，慢慢回到初始动作。

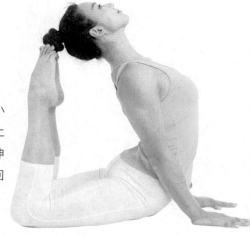

展臂后屈式

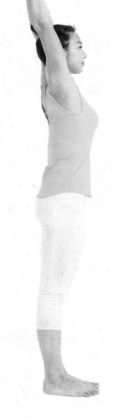

功效： 此套动作能拉伸肩部肌肉，从而起到去除肩部赘肉的作用。

1 **做法：** 站立，脊椎挺直，双腿并拢，双手向上伸展，双手交叉抱拳，食指指向上方，眼睛直视前方。

Tips 初学者在做背部向后弯曲的动作时，不能勉强，做到自己的极限就行，以免脊椎受到损伤。

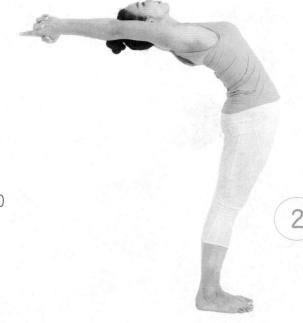

2 **做法：** 吸气，双臂和上身向后伸展。呼气，保持背部弯曲，双腿不动。保持此姿势10秒后慢慢还原，恢复站立姿势，手臂放松。

瑜伽冠军的瘦身瑜伽

肩部延展式

功效： 此套动作通过拉伸与伸展肩部肌肉，能起到美化肩部曲线的效果。

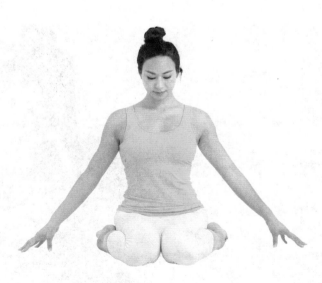

① **做法：** 跪坐，臀部坐在小腿上，背部挺直，双臂放于身体两侧，五指张开，指尖着地。

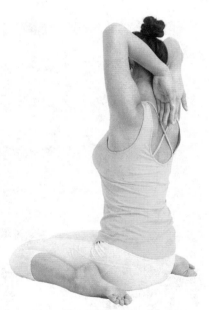

② **做法：** 双臂向上抬，并向背后弯曲，双手手背于颈后相贴。

③ **做法：** 保持动作20秒后，回到初始动作。

瘦臂瑜伽，
塑造属于你的第一眼性感

　　麒麟臂、蝴蝶袖，你还能忍受自己的手臂被冠上这些乱七八糟的称谓吗？手臂太粗壮，无法穿上美美的无袖衫，对于爱美的美眉来讲，这都是挥之不去的梦魇吧。漂亮的手臂应该是圆润而纤细的，柔滑圆润的臂膀无疑会散发出光彩照人的魅力，然而，手臂皮下组织的下垂通常会掩盖这种光彩。粗壮的手臂会让我们看上去比实际体重胖2～4千克。怎样才能塑造属于我们的第一眼性感呢？做些简单的瘦臂瑜伽吧，让手臂线条重现紧致和流畅，赶走手臂赘肉，让无袖衫不再是你心头的遗憾。

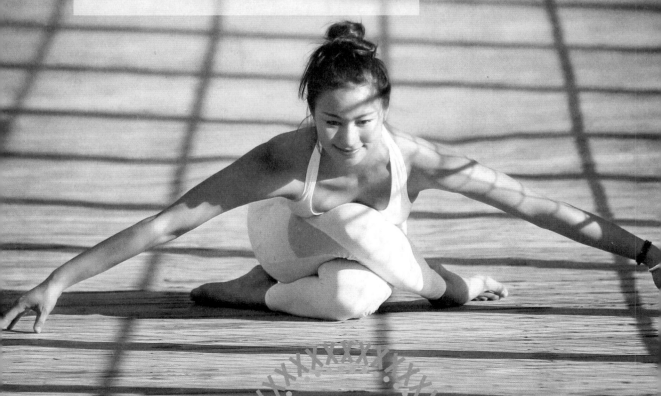

鹤式

功效： 强健双臂和双腕的肌肉，使手臂变得纤细，还能让胸部自然坚挺，腹部变得平坦，放松腰部并有助于改善血液向大脑的循环。

① **做法：** 站立，双脚并拢，双手于身后十指交叉。

② **做法：** 吐气后再缓缓吸气，上身尽可能地朝后仰，手向下伸展。

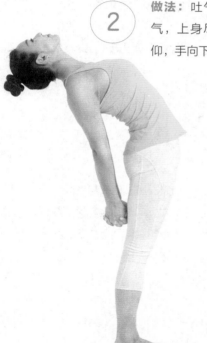

③ **做法：** 吐气，将上身向前弯曲，然后将头部朝腿部靠拢，双手朝头部举。保持此姿势数秒后缓缓吸气，还原身体。

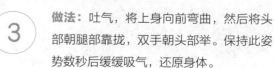

从头到脚的瘦身塑形瑜伽

跪立侧伸展式

功效: 手臂伸展到极限,可牵引到肩部的三角肌,消除肱二头肌、肱三头肌部位的赘肉,雕塑出瘦削的肩膀和纤细的美臂。

① **做法:** 跪立,双手撑于地面,指尖朝前,双臂、双腿分开约一肩宽,且都垂直于地面。

② **做法:** 吸气,整个上半身朝右侧上方翻转,左腿伸直,脚尖朝外展。左手臂朝着头部方向伸至极限。

③ **做法:** 抬起左腿,使其与地面平行,目视左上方。均匀呼吸,保持数秒。呼气,左腿和左臂缓缓放下,身体还原至初始姿势,换另一边练习。

Tips 整个练习过程中,腹部、臀部及背部肌肉都应保持收缩,侧身翻转时,骨盆要保持面向正前方,避免扭转。手臂伸展到极限时应感受到指尖有微微的热度。

瑜伽冠军的瘦身瑜伽

侧乌鸦式

功效： 能拉伸手臂肌肉，强壮手臂力量，有效消除双臂的多余脂肪，还能锻炼身体协调性。

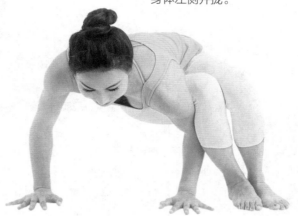

1 **做法：** 取蹲姿，双手于身体右侧撑地，双脚于身体左侧并拢。

Tips 练习时应注意保护好手腕。

2 **做法：** 屈肘，将臀部向上抬起，双脚脚后跟抬起，脚尖触地。

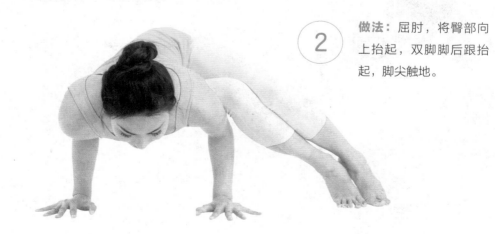

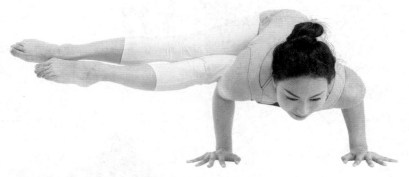

③ **做法:** 保持身体平衡,将右腿慢慢抬高至与地面平行,眼睛平视前方。再抬起左腿,放于右腿上,保持双腿与地面平行。

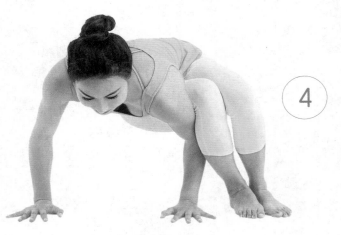

④ **做法:** 保持此姿势数秒后还原,换另一侧练习。

瑜伽冠军的瘦身瑜伽

固肩式

功效： 能消除手臂赘肉，特别是上臂的赘肉，塑造纤细的手臂线条。还能扩展胸部，有效锻炼胸部肌肉。

① **做法：** 坐立，双腿伸直并拢，腰背挺直。双臂抬起，双手于脑后十指交叉，掌心对着后脑，保持双臂水平，手肘尽量打开。

② **做法：** 吸气，左手用力将右臂向下拉，右肘指向上方，头部保持不动，保持此姿势10秒。

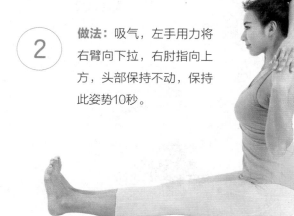

③ **做法：** 用右手将左臂向下拉，左肘指向上方，保持10秒后呼气，回复初始动作，放松身体，按摩一下双肩。

Tips 练习时应始终保持背部挺直，眼睛平视前方。

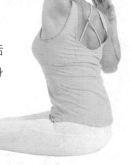

鹭变化式

功效： 消除手臂赘肉，轻松瘦手臂，还能矫正驼背，增强肩关节和腕关节的灵活性。

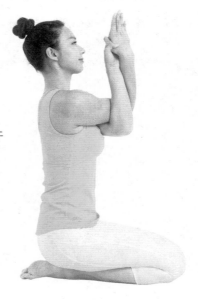

1 **做法：** 坐立，臀部坐于脚后跟上，双臂弯曲，右肘压于左肘上。

> **Tips** 练习时应保持背部挺直。

2 **做法：** 双手手腕相绕，两掌相握。

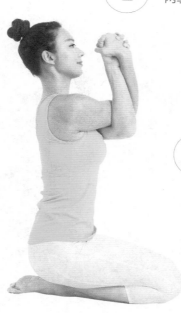

3 **做法：** 吸气，头部慢慢向后仰，呼气，手臂向后伸送，保持此姿势数秒后还原，换另一侧练习。

手臂屈伸

功效： 拉伸手臂肌肉，减掉双臂的赘肉。同时还能塑造胸部完美曲线，使背阔肌得到舒展，矫正背部曲线。

Tips 练习时应保持身体直立，抬头挺胸。

2 **做法：** 吸气，手肘向后弯曲，体会手臂肌肉的拉伸。

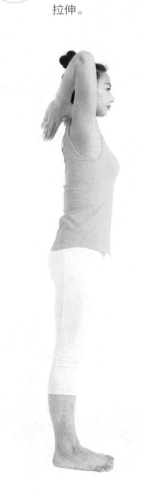

1 **做法：** 站立，双腿并拢，双手夹住瑜伽砖，双臂向上伸直。

蛇击式

功效：强化手臂力量，收紧臂部肌肉，活化整个脊椎。

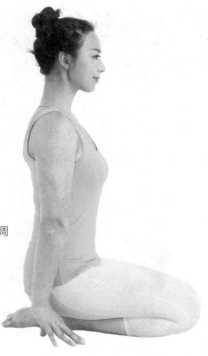

① **做法：**金刚坐坐好，调整呼吸。

② **做法：**身体前俯，前额贴地，手臂前伸触地。

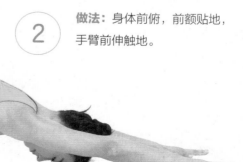

瑜伽冠军的瘦身瑜伽

3 做法：屈臂，抬头，塌腰，让胸贴近地面。

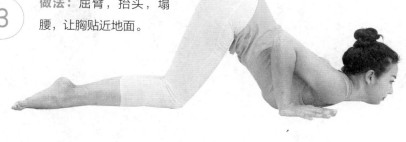

4 做法：让躯干缓缓地沿地面向前移动。

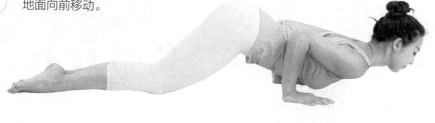

5 做法：到尽头后，双臂伸直，将上身撑起来，头向后仰，眼睛向上看。保持20秒，自然地呼吸。

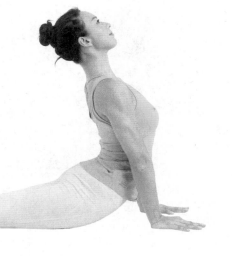

从头到脚的瘦身塑形瑜伽

瑜伽身印

功效：强化手臂肌肉，灵活肩、肘、腕关节。

1 **做法：**将双腿盘成莲花坐或者半莲花坐，坐好。

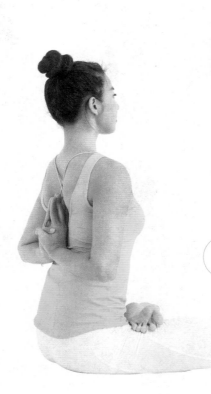

2 **做法：**双臂在背后屈起，双手合十。

瑜伽冠军的瘦身瑜伽

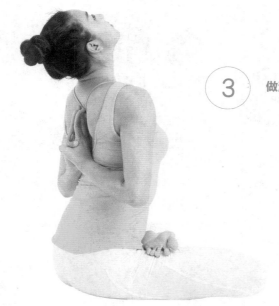

③ **做法：** 吸气，头向后仰。

④ **做法：** 呼气，上身缓缓前倾，前额贴地，保持20秒，自然地呼吸。直起上身，还原，放松手臂和腿部。交换腿的上下位置再做一遍。

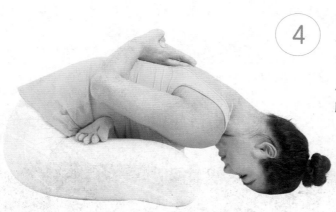

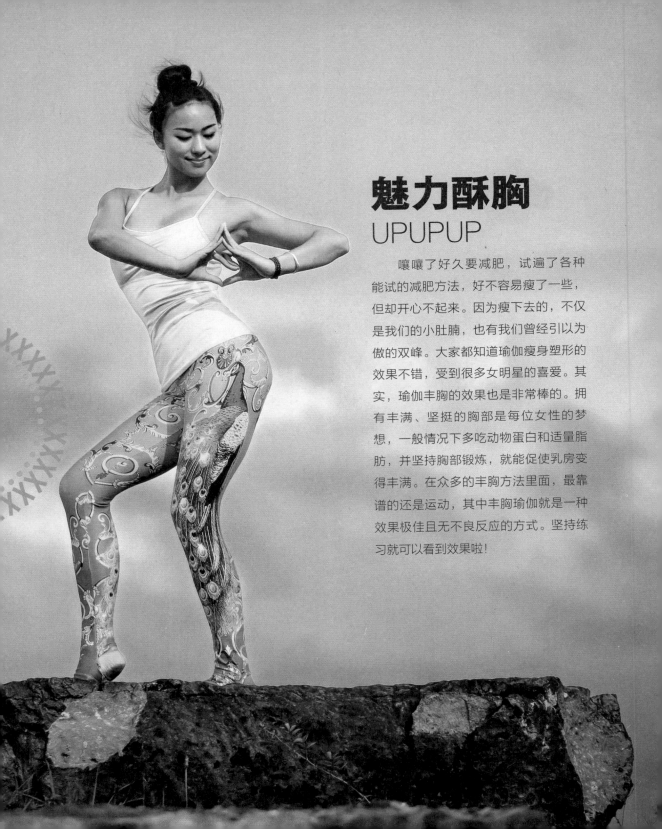

魅力酥胸
UPUPUP

嚷嚷了好久要减肥，试遍了各种能试的减肥方法，好不容易瘦了一些，但却开心不起来。因为瘦下去的，不仅是我们的小肚腩，也有我们曾经引以为傲的双峰。大家都知道瑜伽瘦身塑形的效果不错，受到很多女明星的喜爱。其实，瑜伽丰胸的效果也是非常棒的。拥有丰满、坚挺的胸部是每位女性的梦想，一般情况下多吃动物蛋白和适量脂肪，并坚持胸部锻炼，就能促使乳房变得丰满。在众多的丰胸方法里面，最靠谱的还是运动，其中丰胸瑜伽就是一种效果极佳且无不良反应的方式。坚持练习就可以看到效果啦！

坐山式

功效： 此动作能提升膈，给双峰一个向上的牵引力，有效防止乳房下垂，美化胸部曲线，还能缓解肩部疾病和僵硬感，增强肩部的灵活性。

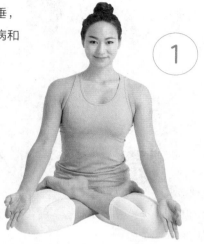

① **做法：** 以莲花坐姿坐于瑜伽垫上，脊椎挺直，双手呈莲花指样放于双膝上。

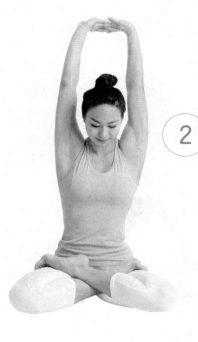

② **做法：** 双手十指交叉于胸前，吸气，双臂向上伸直，高举过头顶，翻转掌心，掌心朝上，尽量让双臂向上伸展。呼气，低头，尽量使下颌靠近锁骨。

③ **做法：** 吸气，头部回到原位。呼气，双手慢慢松开。

鸽子式

功效： 扩展胸部，能消除两侧的副乳，还能灵活膝关节、拉伸脚背、打开双肩、灵活侧腰。

① **做法：** 坐立，背部挺直，双腿并拢向前伸直，双手放于身体两侧，双手触地。

② **做法：** 左脚脚后跟收至会阴处，脚心朝外，右腿自然向外侧打开。

④ **做法：** 伸出左手绕至脑后，左右手相扣。头转向左侧，右腿尽量向外伸拉打开呈弓状，眼睛看向左上方。

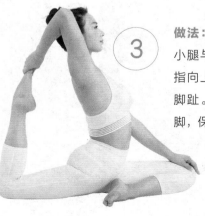

③ **做法：** 右腿屈膝，使右小腿与大腿垂直，脚尖指向上方，右手抓右脚脚趾。用右肘弯揽住右脚，保持背部挺直。

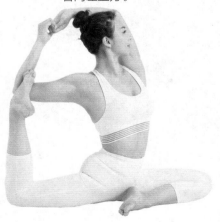

战士一式

功效： 扩展胸腔，健美胸部。还能减少腰腹多余的脂肪。

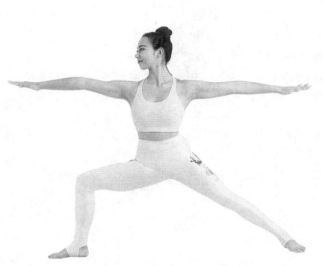

① **做法：** 站立，脊椎挺直，双手置于身体两侧。

② **做法：** 呼气，右膝弯曲，保持右大腿和小腿呈直角，左腿伸直，双臂侧平举，眼睛看向右方。

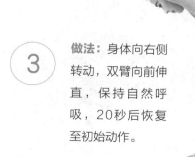

③ **做法：** 身体向右侧转动，双臂向前伸直，保持自然呼吸，20秒后恢复至初始动作。

云雀式

功效： 此式动作具有丰胸效果，能美化胸部曲线。此外，还能柔软僵硬的颈部，增强平衡感，促进新陈代谢。

① 做法： 跪坐，双臂自然垂放于身体两侧。

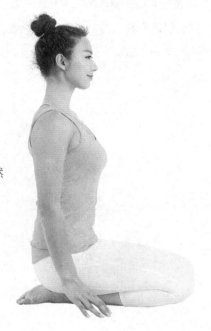

② 做法： 双手扶地，左腿向前屈，左脚跟贴于会阴处，右脚向后伸展，保持背部挺直。

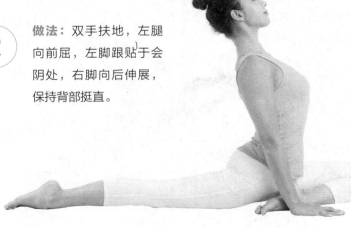

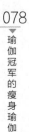

瑜伽冠军的瘦身瑜伽

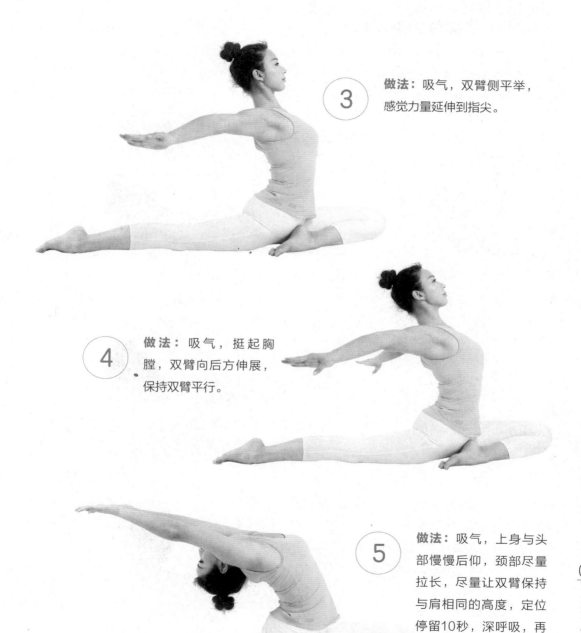

做法： 吸气，双臂侧平举，感觉力量延伸到指尖。

③

做法： 吸气，挺起胸膛，双臂向后方伸展，保持双臂平行。

④

做法： 吸气，上身与头部慢慢后仰，颈部尽量拉长，尽量让双臂保持与肩相同的高度，定位停留10秒，深呼吸，再回到初始动作。

⑤

蛇伸展式

功效： 扩展胸肌，有助于美化胸部线条。还能锻炼背部与腰部的肌肉群，使脊椎变得富有弹性。

① **做法：** 俯卧在地，双臂放于身体两侧，保持平稳呼吸。

② **做法：** 双臂向后伸直，双手于身后交叉握拳。

③ **做法：** 吸气，双臂带动上半身尽量向后方伸拉，抬头向后仰，尽量让胸部离地，注意不要屈膝，使大腿的肌肉紧张起来，手臂要离开身体。保持此姿势10秒，呼气，身体慢慢回到初始动作。

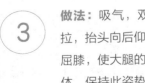

丰满式

功效：扩展胸部，增进深呼吸能力，使心情愉悦，美化胸部曲线，灵活肩关节。

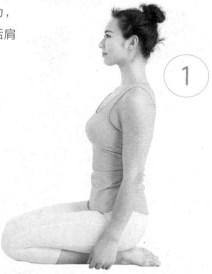

① **做法：**金刚坐坐好，调整呼吸。

② **做法：**吸气，双手抱肘于头后，用力拉肘向后，扩张胸部，使肩胛骨向脊椎方向并拢。

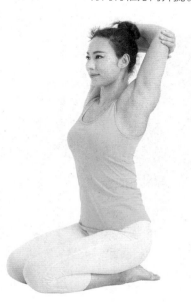

③ **做法：**呼气，双臂上伸，突出胸部，停留10秒，自然地呼吸后垂下手臂，放松。反复练习5次。

金刚坐后仰式

功效： 扩展胸部，强化胸部肌肉，美化胸部曲线。

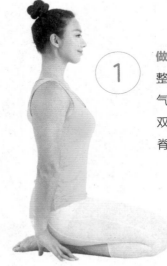

1 **做法：** 金刚坐坐好，调整呼吸，然后吸气。呼气，双臂于体后撑地，双臂绷直，两肩胛骨向脊椎方向并拢，挺胸。

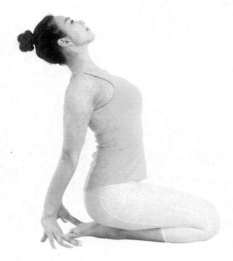

2 **做法：** 吸气，头向后仰，腰部、髋部向前推送，突出胸部。自然呼吸，保持20秒。

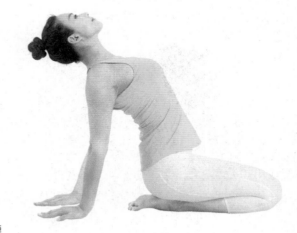

3 **做法：** 慢慢吸气，还原。反复练习3次。

瑜伽冠军的瘦身瑜伽

仰天式

功效： 健美胸部，预防乳房下垂。

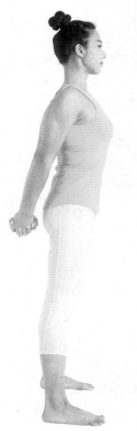

① **做法：** 双腿分开与肩同宽，站直，双手五指交叉于体后。

② **做法：** 吸气，双臂绷直，开肩扩胸，上身缓缓后仰，保持几秒。慢慢直立还原。

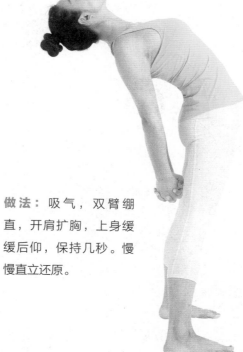

树式

功效：扩展胸部，增进深呼吸，有益于增强肺部功能。

做法：站直，调整呼吸。

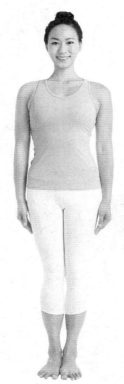

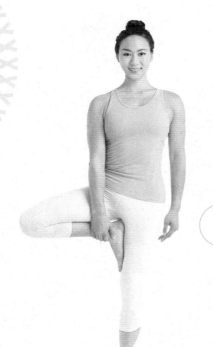**做法：**曲右腿，右手抓右脚踝，右脚贴于左大腿内侧。

瑜伽冠军的瘦身瑜伽

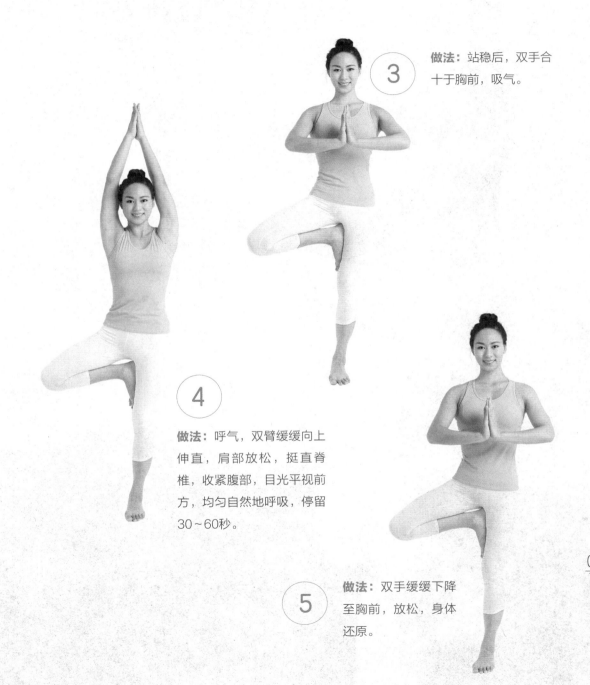

做法： 站稳后，双手合
十于胸前，吸气。

③

做法： 呼气，双臂缓缓向上
伸直，肩部放松，挺直脊
椎，收紧腹部，目光平视前
方，均匀自然地呼吸，停留
30~60秒。

④

做法： 双手缓缓下降
至胸前，放松，身体
还原。

⑤

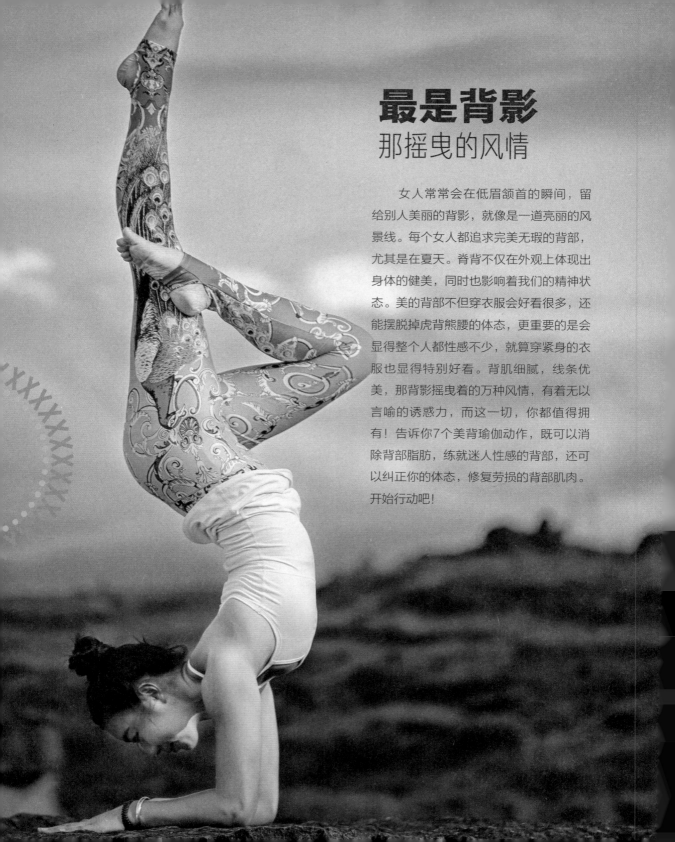

最是背影
那摇曳的风情

　　女人常常会在低眉颔首的瞬间，留给别人美丽的背影，就像是一道亮丽的风景线。每个女人都追求完美无瑕的背部，尤其是在夏天。脊背不仅在外观上体现出身体的健美，同时也影响着我们的精神状态。美的背部不但穿衣服会好看很多，还能摆脱掉虎背熊腰的体态，更重要的是会显得整个人都性感不少，就算穿紧身的衣服也显得特别好看。背肌细腻，线条优美，那背影摇曳着的万种风情，有着无以言喻的诱惑力，而这一切，你都值得拥有！告诉你7个美背瑜伽动作，既可以消除背部脂肪，练就迷人性感的背部，还可以纠正你的体态，修复劳损的背部肌肉。开始行动吧！

蜥蜴式

功效： 舒缓背部的僵硬和紧张，消除背部多余的脂肪。还能促进脊椎的血液循环，纠正驼背，美化肩部线条。

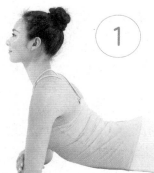

1 **做法：** 俯卧在地板上，吸气，手肘弯曲，左右手交叉握住另一侧手肘，双手向前移动，手肘靠在垫子上，上身向前倾。

> **Tips** 移动身体时，大臂肌肉始终保持收紧，重心移至胸部。

2 **做法：** 呼气，手肘尽量向前滑动，直到胸部贴着地面。

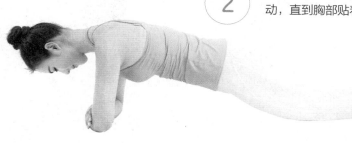

3 **做法：** 下身上抬，臀部向上翘起，大腿与小腿垂直，背部呈直线。保持平衡呼吸，保持此姿势15秒，然后放松全身，回到初始动作。

新月式

功效： 双臂上举和上身朝后弯曲的动作能有效拉伸下背等部位的肌肉，强化背部肌肉的伸展性和柔韧性，从而起到预防背部肌肉松弛的效果。此动作还可舒展臀部，增加脊椎的灵活性，也可以舒展胸部和心脏，刺激肾脏和肾上腺。

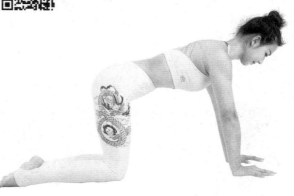

① **做法：** 双腿并拢，双膝跪地，脚尖点地，手掌撑于地面，保持双臂伸直。

② **做法：** 左腿向前跨一步，置于双臂之间，上身微微向前倾。

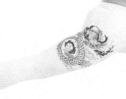

③ **做法：** 左腿尽量弯曲，右腿向后伸直，上身缓缓挺直。

瑜伽冠军的瘦身瑜伽

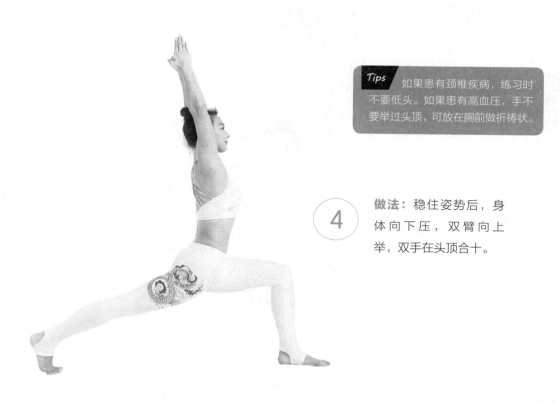

Tips 如果患有颈椎疾病，练习时不要低头。如果患有高血压，手不要举过头顶，可放在胸前做祈祷状。

④ **做法：** 稳住姿势后，身体向下压，双臂向上举，双手在头顶合十。

⑤ **做法：** 手臂带动上身向后伸展，背部向后弯曲。保持此动作15秒后再换另一侧练习。

单腿背部舒展式

功效： 练习此动作除了能美化背部线条外，还能刺激腹部器官，具有按摩腹部的功效。

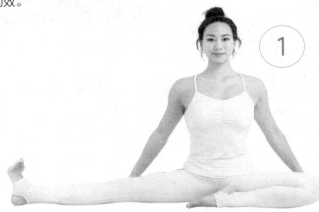

1

做法： 坐立，双腿向前伸，双手放于身体两侧，左膝弯曲，左脚贴于大腿内侧，保持左膝盖贴紧地面，右腿向右侧打开，伸直，脚尖向上。

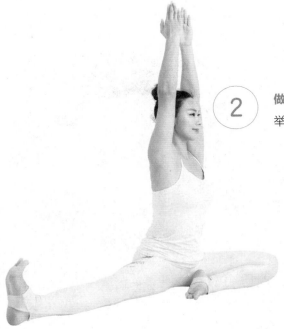

2

做法： 吸气，双臂向上伸举，头部位于双臂之间。

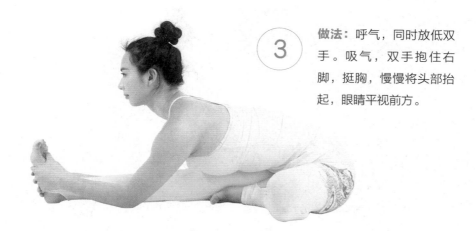

③ **做法：** 呼气，同时放低双手。吸气，双手抱住右脚，挺胸，慢慢将头部抬起，眼睛平视前方。

Tips 初学者如果用身体柔韧性不好而无法做双手抱住脚掌的动作，不可过于勉强，以免受伤。

④ **做法：** 呼气，上身缓缓向下弯曲，双肘向外稍用力，以帮助上身贴于右腿，颈部放松，下颌朝膝盖靠拢，继续向下压，最终头触膝盖。保持此动作10秒。吸气，然后回到初始动作，以同样的方法练习另一边的动作。

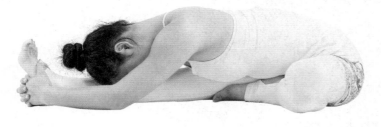

加强侧伸展式

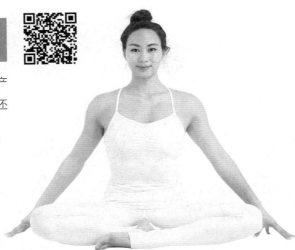

功效：舒展背部肌肉，对肩、背部产生挤压，从而有效消除背部赘肉，还能纠正驼背等不良姿势。

① **做法：**双腿盘坐，双臂放于身体两侧，指尖触地。

Tips 练习时请将注意力集中于肩部和背部。

② **做法：**保持脊椎挺直，吸气，右臂向上伸直，贴近右耳，眼睛平视前方。

③ 做法：呼气，保持右臂贴于右耳，将上身朝左侧压。

④ 做法：右手臂弯曲，手掌触摸后背部，保持此姿势15秒。

⑤ 做法：左手握住右手肘，呼气，朝左下方拉。右手掌贴近背部，保持此姿势15秒，然后回到初始动作，再做另一侧的动作。

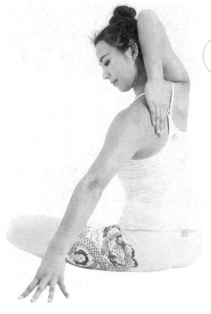

从头到脚的瘦身塑形瑜伽

坐姿美背式

功效： 使背部完全得到伸展，从而美化背部线条。此动作还能有效按摩腹部脏器。

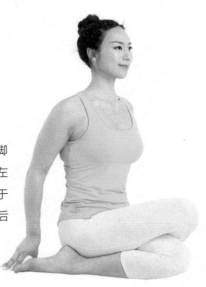

① **做法：** 双腿交叉屈膝，左脚贴于右腿外侧，右腿放于左腿外侧。双手指尖着地放于身后，掌心向下，背部向后伸展。

Tips 初学者如果双手扶不到脚，可以将双臂放于左侧地面，感受背部的扭转。

② **做法：** 双臂侧平举，掌心向下，保持此姿势10秒。

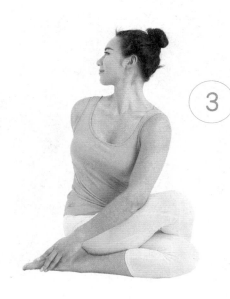

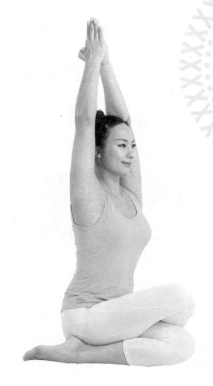

做法： 身体朝右侧扭转，左手扶住左脚面，右手向后扶住右脚。

③

④

做法： 双手于胸前合十，保持背部挺直。

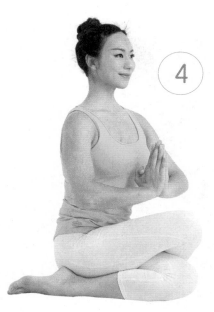

⑤

做法： 手臂上举，向上延伸，保持与地面垂直，保持此姿势10秒。

从头到脚的瘦身塑形瑜伽

跪式背部舒展

功效：此套动作可使背阔肌得到锻炼与强化，锻炼背部的弹性和柔韧性，消除背部赘肉，矫正背姿，同时使颈部肌肉得到舒展。

① **做法：**做爬行动作，双腿并拢，两手撑地。

Tips 练习时应保持脊椎挺直，如果弯腰驼背的话，无法达到练习效果。

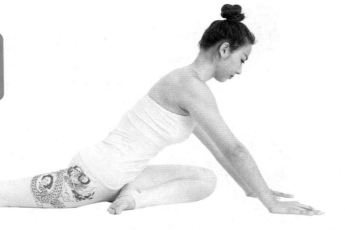

② **做法：**将左膝向前移，上身向前倾，左大腿贴紧腹部。右脚向后绷直，脚心朝上，双臂向前伸，手掌撑地。

瑜伽冠军的瘦身瑜伽

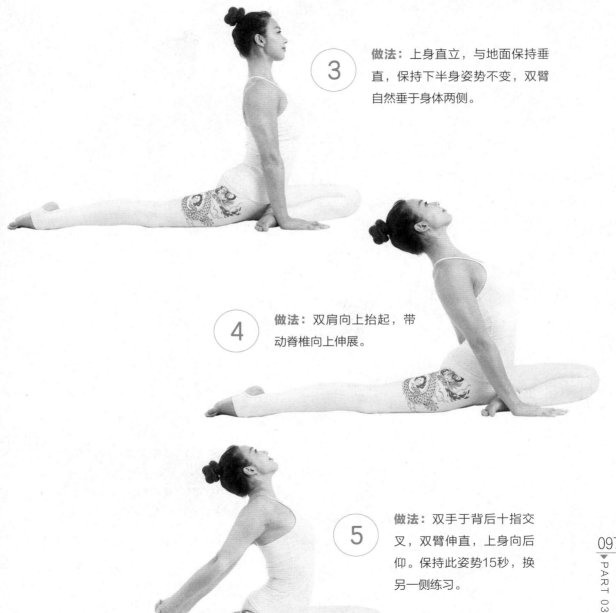

做法: 上身直立,与地面保持垂
直,保持下半身姿势不变,双臂
自然垂于身体两侧。

做法: 双肩向上抬起,带
动脊椎向上伸展。

做法: 双手于背后十指交
叉,双臂伸直,上身向后
仰。保持此姿势15秒,换
另一侧练习。

下蹲美背式

功效：紧致背部肌肉，美化背部曲线。此动作使颈部和背部肌肉得到放松，从而缓解颈部和背部肌肉疲劳的症状。

1 **做法：**双腿并拢，屈膝站立，双手放于身体两侧。

> **Tips** 在进行步骤 5 时，应紧压背部肌肉才能使练习效果更佳。

2 **做法：**双臂侧平举，保持与肩膀在同一水平线上，然后向身体后侧打开双臂，背部向前推。

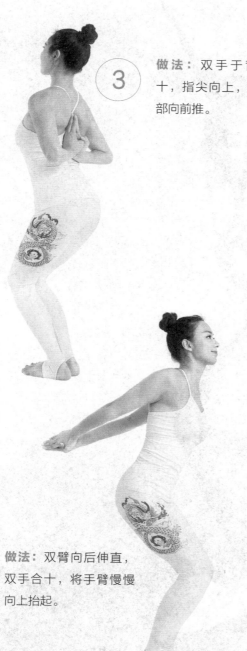

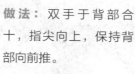

做法： 双手于背部合十，指尖向上，保持背部向前推。

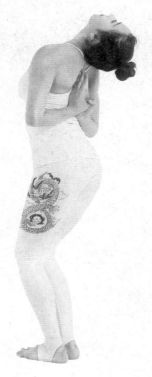

做法： 将头部慢慢向后仰，肩部尽量向后伸展。

做法： 双臂向后伸直，双手合十，将手臂慢慢向上抬起。

从头到脚的瘦身塑形瑜伽

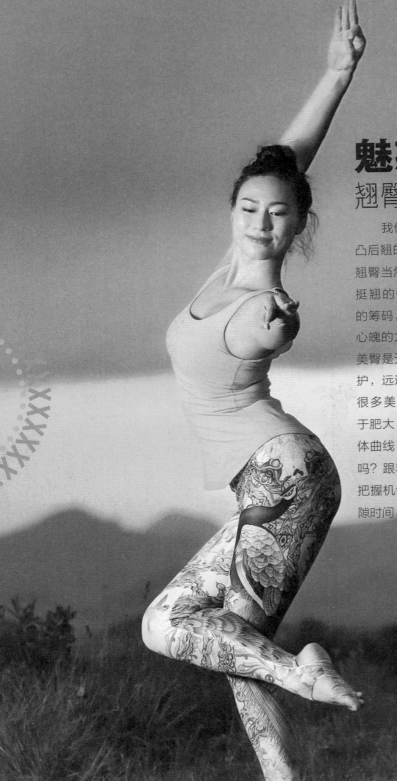

魅惑身段，
翘臀也疯狂

　　我们早已不再单纯地追求瘦了，前凸后翘的魅惑身段才是我们所渴盼的，翘臀当然也是其中的硬件标准啦。紧实挺翘的臀部无疑可以为我们增添性感的筹码，紧实挺翘的性感臀部有着摄人心魄的力量。不要总以为那些女明星的美臀是天生的，她们对臀部的雕逐和呵护，远远超出你的想象。现实生活中，很多美眉久坐不动，往往导致臀部过于肥大、臀部下垂等，影响了整体的身体曲线。想要拥有浑圆挺翘的美丽臀线吗？跟着瑜伽冠军练起来吧。只要好好把握机会，巧妙利用办公室和居家的空隙时间，拥有蜜桃般的翘臀也不难哦！

侧举腿式

功效： 增强臀肌、侧腰肌、腹外斜肌的紧实度，消除腰腹臀部赘肉，还可以美化腿部曲线。

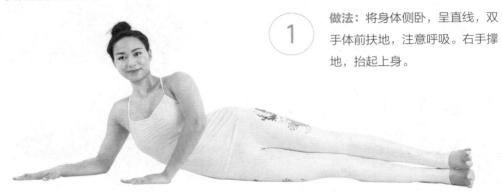

① **做法：** 将身体侧卧，呈直线，双手体前扶地，注意呼吸。右手撑地，抬起上身。

Tips 完成动作后要夹紧臀肌，同时收腹，直到肌肉产生酸痛感。

② **做法：** 吸气，臀肌和侧腰肌收紧，双腿并拢向上抬起。自然呼吸，动作持续6秒。呼气，还原，再练习2次，然后换另一侧练习。

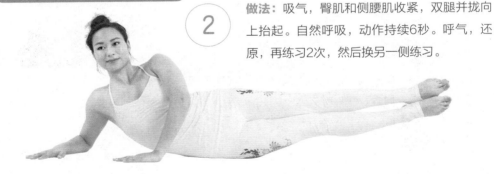

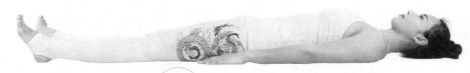

③ **做法：** 呼气，还原，平躺，身体放松。

桥式

功效： 刺激腰、臀、腿部肌肉，灵活后腰，增强臀部紧实度，还能给骨盆输送健康的血液，提高身体柔软度。练习此式能锻炼背部肌肉群，使内脏得以滋养、大脑得以放松、压力得以释放。

Tips 双膝距离始终保持与最初相同，脚跟不可离地。练习步骤 3 时，小臂须垂直于地面。刚开始若很难靠腹部力量提起躯干，可以用手扶住腰抬起。每次做完后，把后腰贴于地面上，稍作休息。

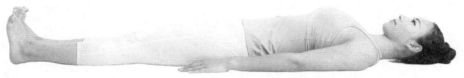

做法： 仰卧，双腿并拢伸直，双臂放于身体两侧，掌心贴地。

做法： 屈膝，双脚脚后跟靠近臀部，双手前伸，靠近双脚。

做法： 深深地吸气，抬起上半身、臀部及大腿，双手扶在腰侧以保护腰部。用双肩和双脚撑地，收紧臀部肌肉。保持数秒，呼气，身体慢慢还原。

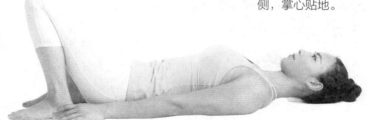

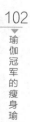

单腿舞式

功效：具有强化臀中肌、臀大肌、股四头肌的作用，能消除臀部周围的赘肉，紧实臀部，还能提高膝关节功能，缓解大腿、膝盖的疼痛。

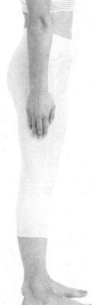

① **做法：**自然站立，挺直脊椎，双腿自然张开，双臂自然下垂。

> **Tips** 起初练习时，大腿、臀部、手臂会产生酸痛感，坚持一段时间后，酸痛感会自然消失。

② **做法：**右腿弯曲，双手抱住右膝上抬，使其紧贴于腹部，脚背绷直，眼睛凝视前方。

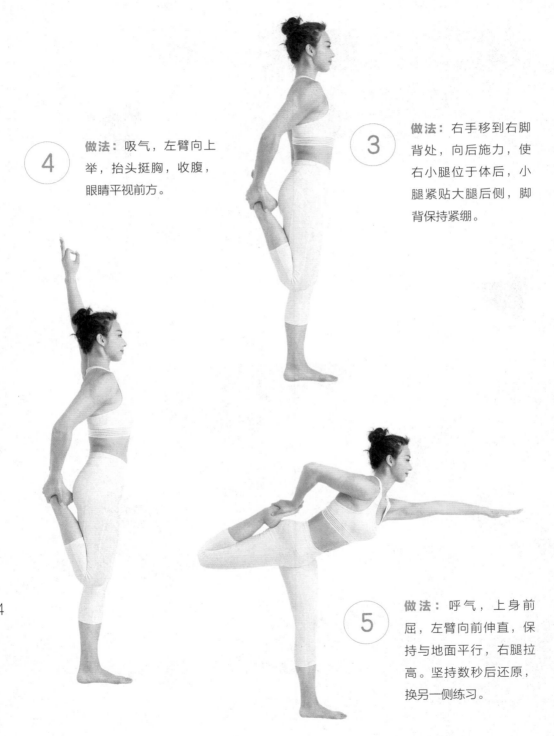

做法： 吸气，左臂向上举，抬头挺胸，收腹，眼睛平视前方。

④

做法： 右手移到右脚背处，向后施力，使右小腿位于体后，小腿紧贴大腿后侧，脚背保持紧绷。

③

做法： 呼气，上身前屈，左臂向前伸直，保持与地面平行，右腿拉高。坚持数秒后还原，换另一侧练习。

⑤

瑜伽冠军的瘦身瑜伽

头顶轮式

功效： 紧实臀部，预防臀部下垂，强化腿力。练习此式还可滋养和增强腹部各肌肉群，使内脏器官和腺体受益，血液循环得到增强。

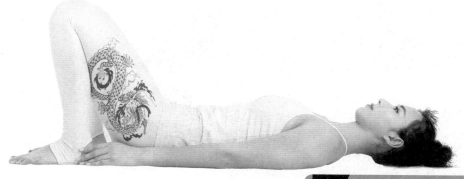

(1) **做法：** 仰卧，弯曲双膝，尽量将双脚靠近臀部。

Tips 每个动作需保持数秒，将注意力放在臀部肌肉上，将臀肌夹紧、收腹缩肛，保持至肌肉有酸痛感，施力后会有意想不到的提臀效果。腰部有伤、高血压、低血压、严重腰椎病、眩晕症患者不适宜练习此体式。

(2) **做法：** 双手向后放在头部两侧的垫子上，指尖指向双肩的方向。

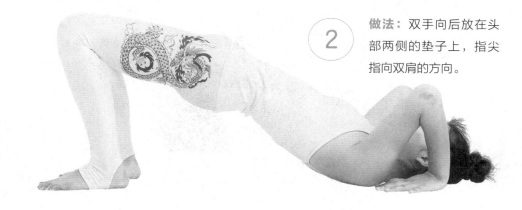

从头到脚的瘦身塑形瑜伽

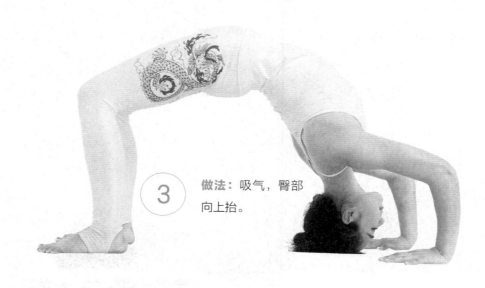

做法： 吸气，臀部
向上抬。

③

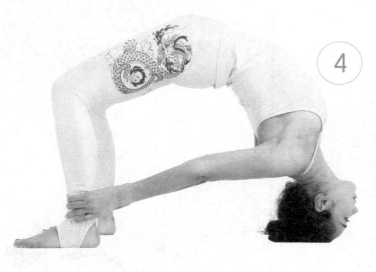

做法： 吐气，将头向后
仰，用力撑起上半身，
头顶地。调整好重心，
用手抓着脚踝，缩腹、
夹臀、收肛，保持做深
呼吸。然后还原，调整
气息。

④

飞蝗虫式

功效： 此式具有提臀和紧实臀部肌肉的效果，也能使脊椎神经得到滋养，增强背部和腰部肌肉的柔韧性。

1 **做法：** 俯卧，下颌抵住垫子，双腿伸直并拢，双手放在身体两侧，掌心向下。

Tips 背部有伤者慎练此体式，腿上提时应该收紧臀部和大腿肌肉，以免下背受伤。

2 **做法：** 吸气，双臂带动上半身尽量向后方拉伸，抬头，尽量让胸部离地，同时抬起下肢，让上半身、头部和腿部翘起，保持数秒。呼气，放松，身体恢复至初始姿势。

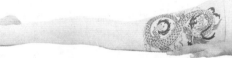

从头到脚的瘦身塑形瑜伽

踮脚翘臀式

功效： 具有美化臀部线条、紧实臀部肌肉及提臀的效果，还可以拉伸腿部肌肉，美化腿形。

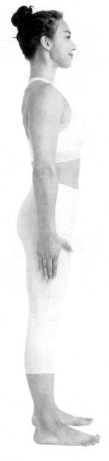

 做法： 双腿自然分开站立，昂首挺胸，双臂自然下垂，眼睛直视前方。

 做法： 身体向前倾，两臂向后延伸，臀部向后翘，尾椎向后顶，腰椎向前倾。

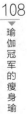

Tips 练习时，双手虎口放在臀部下缘承扶穴处，同时脊椎、胸和腰要尽量往前挺，以达到锻炼的效果。

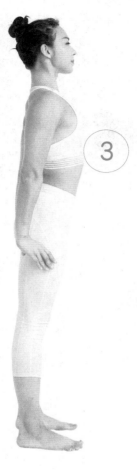

③ **做法：** 双手虎口叉在臀部下缘，抬头挺胸，眼睛直视前方。

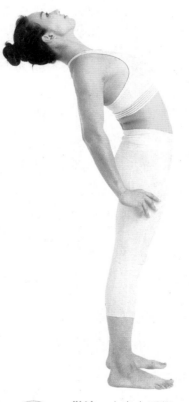

⑤ **做法：** 踮起脚后跟，上身尽量朝后仰。腰腹部向前推送，眼睛平视前方。

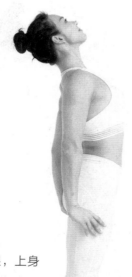

④ **做法：** 上身向后仰，下身保持不变。

半弓式

功效： 强化腰、背、臀部的肌肉，伸展腹直肌，美化臀形。

做法： 俯卧，双臂向头上方伸直，调整呼吸。

①

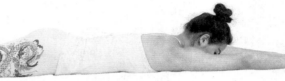

② **做法：** 左臂后伸，右腿曲起，左手抓住右脚。

③ **做法：** 吸气，上身和腿部尽量向上抬起，臀肌收紧，用力抬高大腿。自然地呼吸，保持数秒。呼气，身体落下还原成俯卧的姿势，换腿再做。

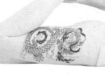

飞鸟式

功效：强化腰、背、臀部肌肉，收紧臀部，放松肩关节。

1 **做法：**俯卧，双臂向头前方张开，调整呼吸。

2 **做法：**吸气，上身、双臂和双腿向上抬起，收紧腰、背、臀肌。自然地呼吸，维持10～20秒。呼气，还原落下，反复练习3次。

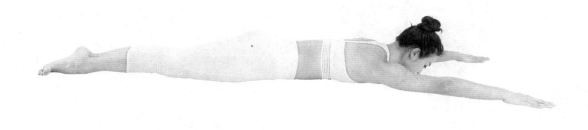

从头到脚的瘦身塑形瑜伽

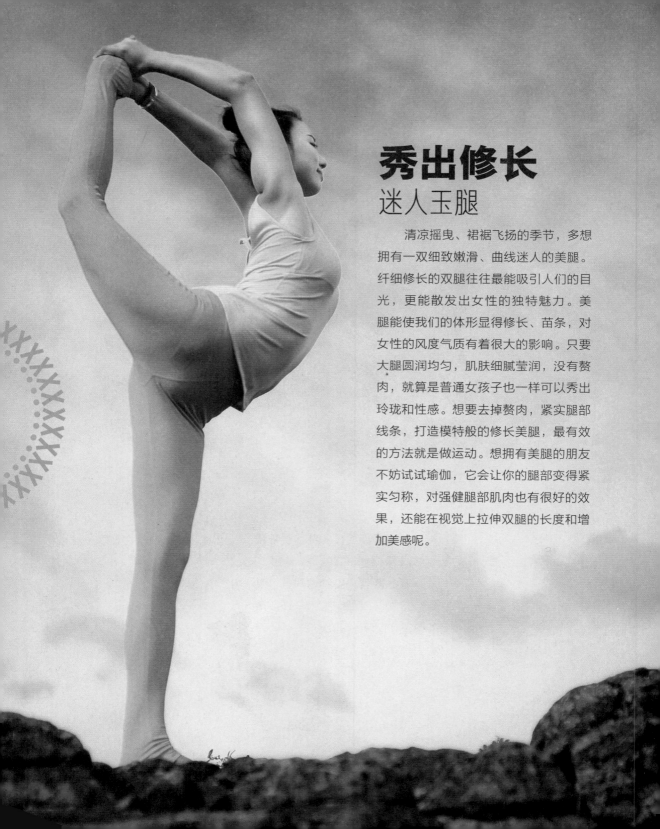

秀出修长
迷人玉腿

清凉摇曳、裙裾飞扬的季节，多想拥有一双细致嫩滑、曲线迷人的美腿。纤细修长的双腿往往最能吸引人们的目光，更能散发出女性的独特魅力。美腿能使我们的体形显得修长、苗条，对女性的风度气质有着很大的影响。只要大腿圆润均匀，肌肤细腻莹润，没有赘肉，就算是普通女孩子也一样可以秀出玲珑和性感。想要去掉赘肉，紧实腿部线条，打造模特般的修长美腿，最有效的方法就是做运动。想拥有美腿的朋友不妨试试瑜伽，它会让你的腿部变得紧实匀称，对强健腿部肌肉也有很好的效果，还能在视觉上拉伸双腿的长度和增加美感呢。

踩单车式

功效： 紧实大腿，消除腿部赘肉，改善小腿曲线，美化腿形。此动作还可以预防内脏下垂，促进全身新陈代谢，防止下半身肥胖。

Tips 每个动作都要坚持数秒，意识力放在双腿上。

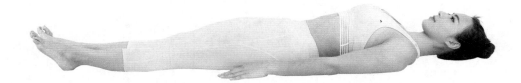

① **做法：** 平躺，两手自然放于两侧。

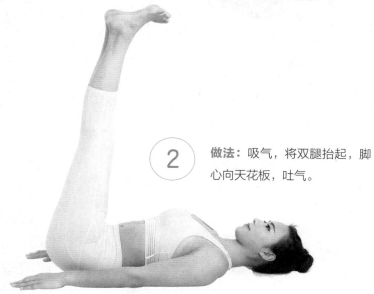

② **做法：** 吸气，将双腿抬起，脚心向天花板，吐气。

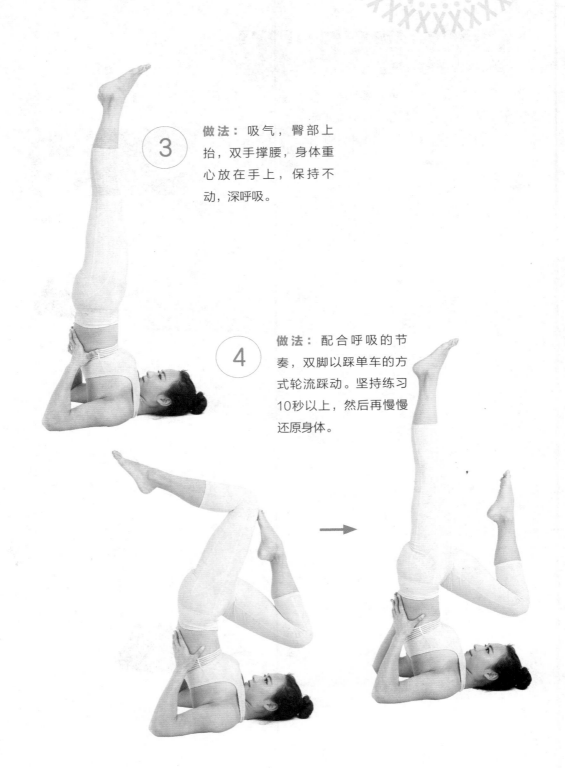

做法： 吸气，臀部上抬，双手撑腰，身体重心放在手上，保持不动，深呼吸。

③

做法： 配合呼吸的节奏，双脚以踩单车的方式轮流踩动。坚持练习10秒以上，然后再慢慢还原身体。

④

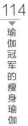

瑜伽冠军的瘦身瑜伽

平衡组合式

功效： 此套动作能紧实双腿，使腿部肌肉更为匀称和强健，还能快速纤细大腿，美化腿部线条。

① **做法：** 站立，两腿并拢，吸气，双臂展开与地面平行。

② **做法：** 呼气，缓缓抬起左腿，直至与地面平行，脚尖绷紧。

> **Tips** 腿部上抬的时候要尽量向上和向外伸，收紧双腿肌肉，以达到最佳的效果。另外，双臂也要配合完全伸展开来。

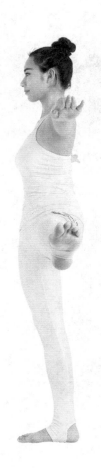

③ **做法：** 呼气，左腿转向身体左边，膝盖保持笔直的状态，双臂和左腿呈平行的状态，保持数秒。

④ **做法：** 左腿缓缓放下，吸气，双臂保持平行；呼气，放松，换另一侧练习。

瑜伽冠军的瘦身瑜伽

半脚尖式

功效： 使小腿充分受力，刺激下半身血液循环，消除肥胖的萝卜腿。此动作还能改善腿部浮肿的现象，防止腿部静脉曲张。

1　**做法：** 双脚并拢站立。

2　**做法：** 双脚打开，下蹲，膝盖向外侧打开，踮脚，脚后跟相对，全身的重量落在脚尖。双手放于膝盖上，食指与拇指相扣呈莲花指样，掌心朝外。

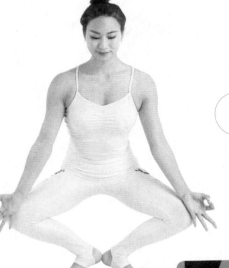

3　**做法：** 双手继续保持莲花指样，右手向上伸展，靠近头部。左手向下伸展，手肘弯曲，靠近腹部。调整呼吸，然后慢慢放松，回到初始动作，再按摩一下脚尖。

Tips 在练习过程中，要注意挺胸收腹，眼睛正视前方，动作做到位后，小腿会有酸痛的感觉。

蝴蝶式变体

功效： 消除双腿浮肿的症状，美化腿部线条，使其紧致纤细，还可减少腹部脂肪，提高髋关节柔韧性，缓解女性生理疼痛，调理卵巢功能。

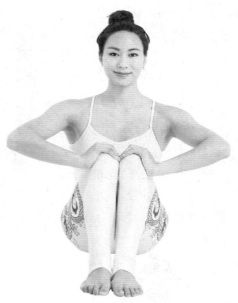

① 做法： 坐立，挺直背部，双腿并拢，双膝弯曲，双手放于膝部，眼睛看注视前方。

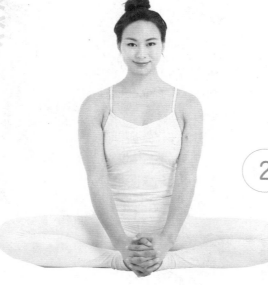

② 做法： 双脚脚掌相对，脚后跟尽量靠近会阴处。

瑜伽冠军的瘦身瑜伽

做法：双手置于膝盖部，双膝上抬。吸气，双肘与前臂同时用力，将双腿向下推压，尽量使大腿外侧贴近地面。

做法：呼气，上身前倾，直至头部触地。保持此姿势10秒，自然呼吸。然后还原，放松身体。

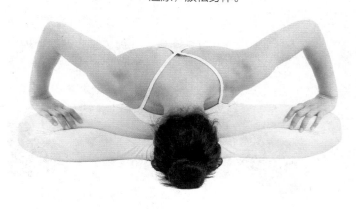

从头到脚的瘦身塑形瑜伽

俯卧腿屈伸

功效：燃烧腿部脂肪，紧实腿部和臀部肌肉，还能增强膝关节的灵活度，提高身体平衡感。

1 **做法：**俯卧，双臂置于身体两侧，掌心向下，下颌触地。

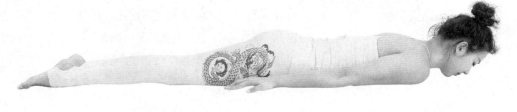

2 **做法：**膝盖弯曲，小腿慢慢上抬，直到与地面垂直，腹部不要离地。

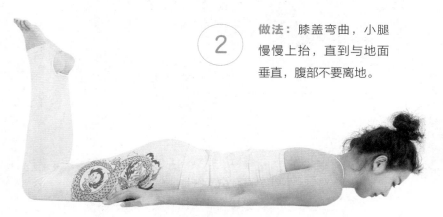

3 **做法：**屈肘，双臂置于头部两侧，小臂紧贴地面，掌心贴地，指尖朝前。吸气，臀部上抬至最大限度。蓄气不呼，小腿上抬靠近大腿。保持此姿势10秒，自然呼吸，还原放松，反复练习。

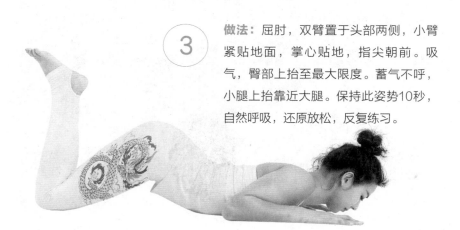

顶峰变形式

功效： 强健小腿肌肉、双踝和跟腱，可消除脚跟疼痛、僵硬，紧实小腿肌肉，美化腿形。

① 做法： 呈爬行姿势，小腿贴地，脚心朝上，大腿与地面呈90°。双臂与肩同宽，自然分开，手掌撑地。

Tips 高血压和眩晕症者不适合练习此动作。

② 做法： 吸气，上提臀部，伸直双腿，身体呈倒V状，下压肩背部，双臂向前伸，头置于双臂中间。

③ 做法： 屈右膝，使大小腿相贴近，脚尖向上。保持10秒后恢复至初始动作，换另一侧练习。

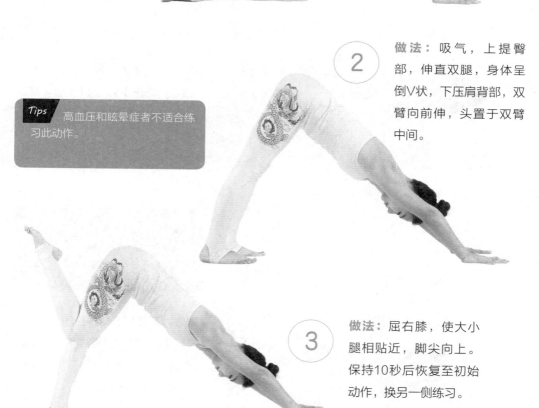

毗湿奴休息式

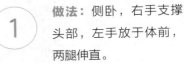

功效：此动作可有效拉伸腿部肌肉，尤其是能锻炼大腿后侧的肌肉和韧带，同时还能拉伸两边侧腰部肌肉，紧致腰、腹部曲线。

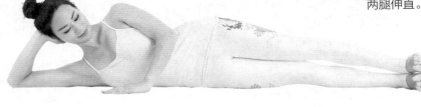

① **做法：**侧卧，右手支撑头部，左手放于体前，两腿伸直。

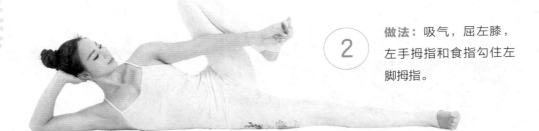

② **做法：**吸气，屈左膝，左手拇指和食指勾住左脚拇指。

> **Tips** 贴地的那侧腰不要离地，膝盖不要弯曲，保持背部挺直。被拉伸的那条腿尽量绷直，向上伸展，保持大腿后侧肌肉伸展。

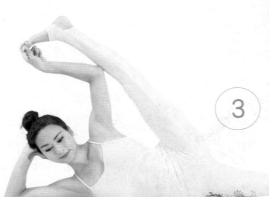

③ **做法：**右臂和右腿保持不动，腰背挺直，左手拉左腿，带动左腿向左侧上方伸展。保持片刻，呼气还原，换另一条腿练习。

双腿交叉摆动式

功效： 紧实腿部肌肉，美化腿部曲线。

① **做法：** 坐立，双腿向前伸直，双臂自然下垂，双手置于臀部两侧。

② **做法：** 上身向后躺，用小臂支撑。背部挺直，眼睛直视。

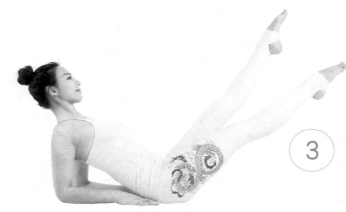

③ **做法：** 双腿高举，脚尖绷直，前后交替摆动15次，保持自然呼吸。

鹭鸶式

功效： 彻底地伸展腿部韧带，增加腿部弹性，预防小腿抽筋。

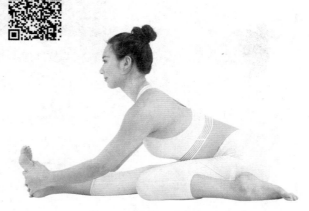

做法： 坐正，右腿向前伸直，双手抱右脚掌，使右脚尖尽量贴近胸部，吸气。

1

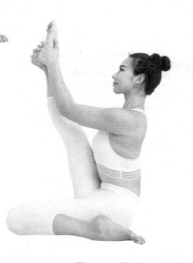

2 **做法：** 呼气，同时伸直抬起右腿，再吸气。

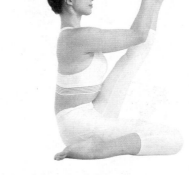

3 **做法：** 呼气后，脊背尽量挺直，将右腿慢慢拉近身体。保持20秒，自然地呼吸。还原，换腿再做。左右腿各做2次。

V字平衡

功效： 伸展腿部肌肉、韧带，减少腿部、髋部脂肪，增强腹肌和腰背肌的力量和平衡感。

① **做法：** 坐正，双腿向前伸直后，调整呼吸。吸气，屈起双腿，双手抱脚。

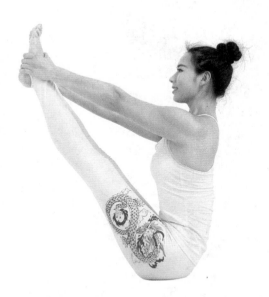

② **做法：** 呼气，慢慢伸直双腿，尽量贴近身体，同时脊背挺直，收紧腹部。保持10~20秒，自然地呼吸。

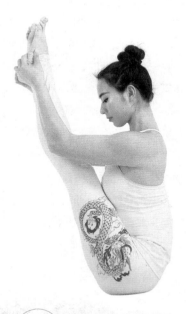

③ **做法：** 还原后，再做一遍。

从头到脚的瘦身塑形瑜伽

你想
足下生辉吗

　　漂亮的短裙、精致的凉鞋，女人纤纤玉足和光洁的腿都是夏日里最美的风景。一个女人美不美，脚很重要，不闻其声，先观其足，白皙而娇嫩的足，怎不叫人心生爱怜呢？夏日的长裙下，秀美的玉足更显得楚楚动人。白嫩的脚背，若隐若现，更增添了几分女人的妩媚。生活的繁忙总是很容易让我们忽视足部的保养，当双脚变得粗糙，何谈精致和美观？怎样保持足部的健康？怎样才能拥有嫩滑的双脚？平时的保养特别重要。就中医的传统观念来看，足部有着丰富的穴位，是人体新陈代谢的关键，经常做些足部的按摩和护理有益于足部的保养。此外，多练习瑜伽，想要足下生辉也不难哦！

侧角伸展式

功效： 锻炼脚部关节，增强脚踝柔韧性，美化足部。

① **做法：** 双腿并拢坐在垫子上，背部挺直，双手自然放于体侧，左脚掌踩地，将右脚压在左脚脚背上。

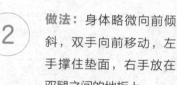

② **做法：** 身体略微向前倾斜，双手向前移动，左手撑住垫面，右手放在双腿之间的地板上。

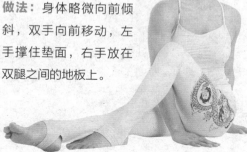

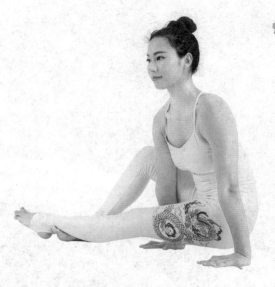

③ **做法：** 双手用力撑地，慢慢抬高臀部，眼睛正视前方，保持10秒，然后恢复到初始姿势，此动作重复3次。

PART 03

从头到脚的瘦身塑形瑜伽

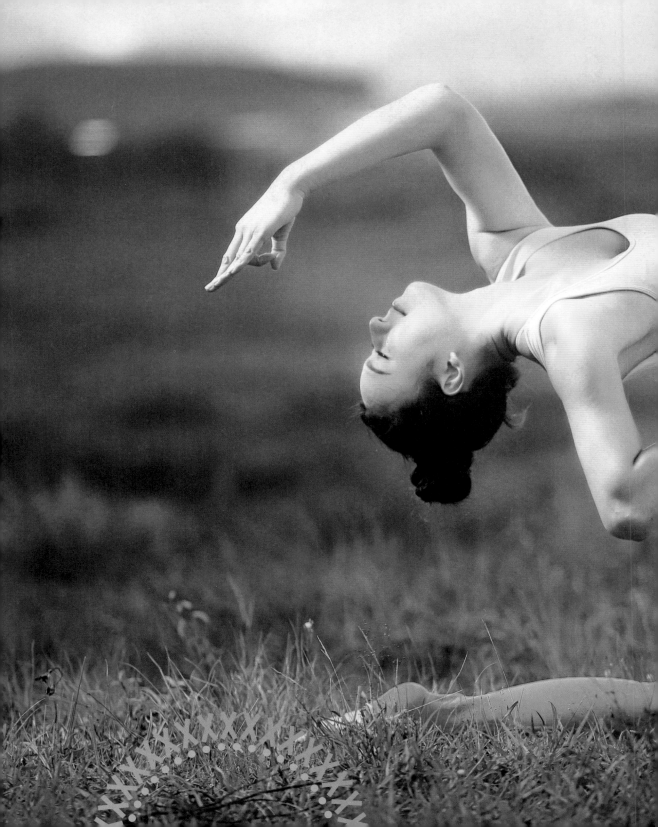

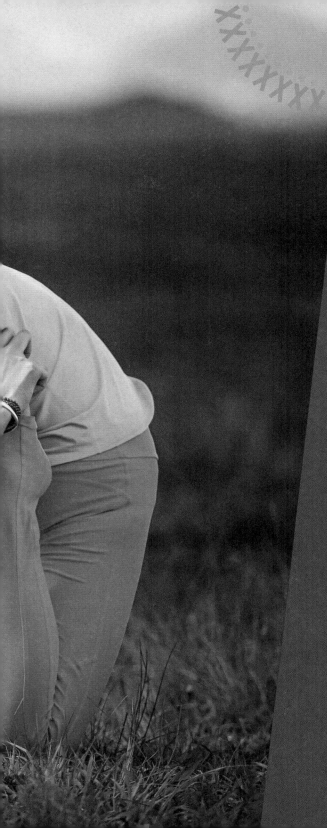

04

轻松练就性感腰腹

宛如高贵小提琴轮廓的腰腹部曲线，是女人演绎性感的中心。我们时刻需要一面镜子，从正面看一看腰部的曲线是否流畅，再从侧面看一看腹部有没有凸出。对于女人而言，没有纤细紧致的小蛮腰，没有魅惑妖娆的腹部中心曲线，哪能算得上真正的美女。腰腹的性感远胜于任何面部表情，用瑜伽，让你的腰腹更"多情"吧……

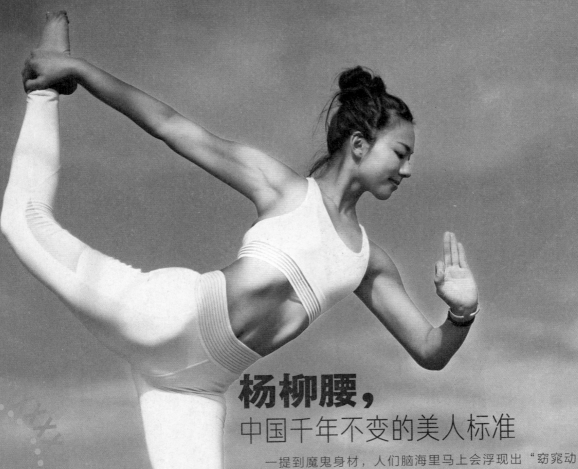

杨柳腰，
中国千年不变的美人标准

　　一提到魔鬼身材，人们脑海里马上会浮现出"窈窕动人""婀娜多姿"这些词汇。的确，美女除了要有漂亮的脸蛋外，还要有妖娆的身材。拥有摇曳多姿杨柳细腰的女人永远都具有致命的吸引力。纤纤细腰，盈盈一握，杨柳细腰才是男人眼中最美的女人应该具备的条件之一。优美的腰部更能体现出女人身材的黄金比例。拥有细腰，我们才有驾驭美丽的资本。腰身日益臃肿，再怎么华丽的衣服都难以穿出美感来。夏天为我们准备了魅惑的低腰裤、露脐装、比基尼和超短裙，我们要为夏天准备性感腰腹。各位美眉，你们准备好了吗？

三角伸展式

功效： 消除腰围区域的赘肉，按摩腹部脏器，促进消化系统，灵活侧腰，滋养面色。

① **做法：** 基本站姿。双脚左右大大分开，脚尖略向外。吸气，双臂侧平举。

② **做法：** 呼气，双臂带动身体慢慢向右侧弯腰到极限，右手放在右小腿胫骨上，眼睛看向左手指尖，整个身体要保持在同一个平面上。

③ **做法：** 保持双臂的平行，吸气，身体还原，呼气，再做另一侧。

Tips 注意练习时应始终保持双臂在同一直线上，并体会腰部肌肉的伸展。

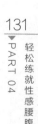

轻松练就性感腰腹

脊椎扭转式

功效： 有效拉伸腰部的肌肉，加速腰部的血液循环，消除腰部脂肪，美化腰部曲线。还能使背部肌肉群更富弹性。此式还按摩了腹部器官，能促进消化与排泄，并使胰脏活动增强。

① 做法： 坐立，脊椎挺直，双腿并拢向前伸直，双手放于身体两侧。

② 做法： 左腿跨过右膝平放在垫子上，左脚后跟收至右臀处，右腿伸直。

Tips 练习时请保持腰背挺直。

③ 做法： 吸气，上身向右后方扭转，臀部不要离地，保持此姿势几秒后恢复至初始动作。

瑜伽冠军的瘦身瑜伽

上轮式变体

功效： 使腰部的肌肉得到充分拉伸，加速腰部血液循环，从而减少腰部赘肉，还能按摩腹部脏器，促进消化功能。

Tips 此体位对身体综合素质要求较高，初学者应在专业教练的指导下进行练习。

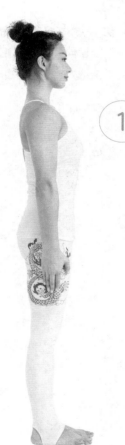

① **做法：** 站立，背部挺直，双脚分开与肩同宽，双臂自然放于身体两侧，眼睛平视前方。

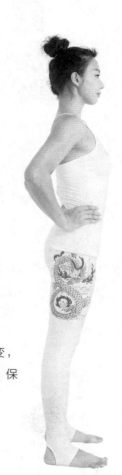

② **做法：** 身体保持不变，双手叉于腰部后侧，保持平稳呼吸。

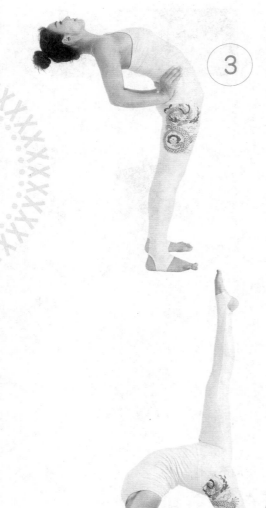

做法：吸气，骨盆向前推
送，上身朝后倾，尽量使头
部与地面平行，将全身重心
放于双腿上。

③

做法：身体继续朝后
仰，双臂伸开，手掌贴
地，保持双肘伸直，指
尖朝内。

④

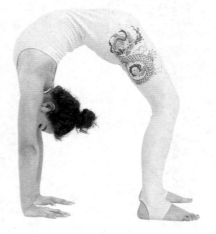

做法：右腿保持姿势不变，
左腿向上慢慢抬起，直至与
地面垂直。保持此姿势5秒
后呼气还原。

⑤

舞王式

功效： 充分运动到了腰背肌肉群，有效消除腰部多余脂肪，美化腰部曲线，还能使大腿肌肉得到锻炼，加强腿部肌肉力量，提高平衡感，促进全身血液循环。

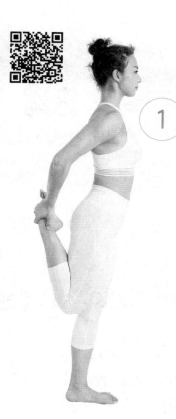

① 做法： 直立站姿，右腿向后弯曲，身体重心移到左腿上，右手抓住右脚，使右脚尽量贴近臀部，眼睛平视正前方。

② 做法： 吸气，左手向上伸直，五指并拢指向上方，保持下身姿势不变。

③ 做法： 呼气，慢慢将上身向前倾，右手带动右腿尽量抬高。保持姿势数秒后，换另一侧练习。

下半身摇动式

功效： 能够强力扭动腰部，不但可以让腰部更纤细，还具有刺激脊椎、矫正脊椎不正、强化腰腹部肌肉的作用。

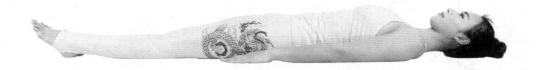

① **做法：** 仰卧，双手放在身体两侧，双腿并拢，脚尖绷直，保持自然呼吸。

② **做法：** 吸气，双腿弯曲收回，双腿并拢向左侧落下，左手扶住右侧腰，头向右转，眼睛平视右手指尖，保持自然呼吸3～5秒。

上起式

功效：可以消除腹部赘肉，调整中枢神经与交感神经，并能刺激内脏，使肝肾功能旺盛。

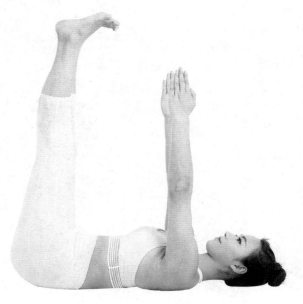

① **做法：**仰卧，双手上举，双腿伸直上举，脚后跟并拢，脚尖勾回。将意识放在小腹上，吸气，双腿抬起90°，保持自然呼吸。

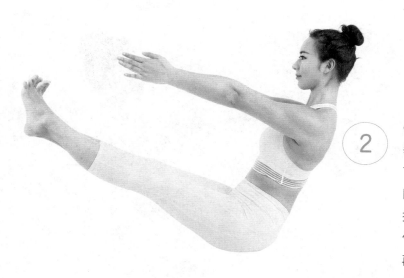

② **做法：**吸气，双手抬起垂直地面，呼气后腰向下沉，吸气起身15°，同时双腿向下15°，保持呼吸3~5秒。再次吸气起身15°，同时双腿再次向下15°，保持自然呼吸。

③ **做法:** 脚尖落地, 双臂上举, 背部挺直, 双膝弯曲, 吸气, 手臂向上延伸, 胸、腰向前推。

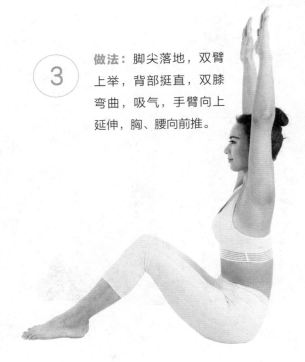

Tips 练习时将意识集中在腰腹处保持姿势平衡。

④ **做法:** 吸气, 双臂向前伸。将意识集中在小腹上。吸气, 小腿弯曲抬起与地面平行, 膝盖并拢, 脚尖绷直, 保持此姿势5秒。

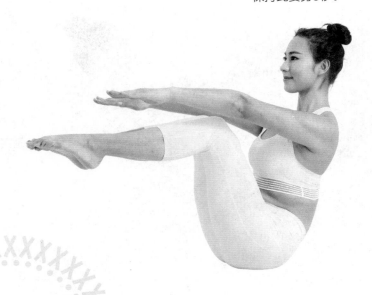

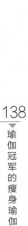

船头式

功效： 强化腹肌和腰背肌力量，强化肝脏和肾脏功能。

① **做法：** 坐直，双腿向前伸直，调整呼吸。

② **做法：** 双手交叉扶于颈后，吸气，上身和双腿抬起来，呈V字形。保持自然呼吸10～20秒。

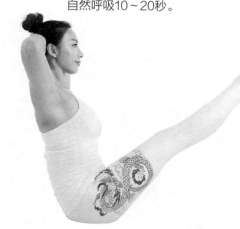

③ **做法：** 呼气，慢慢还原。如此反复，共做3次。

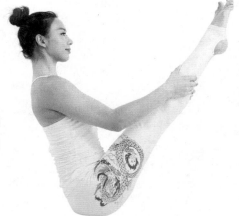

扫地式

功效：灵活腰椎，伸展并放松背部肌肉，活化脊椎。

① **做法：**双腿分开略比肩宽，吸气，双臂上伸。

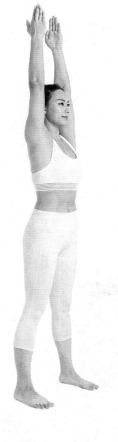

② **做法：**呼气，上身向左侧45°方向前倾。

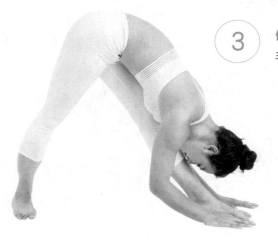

③ **做法：** 前倾到极限，双手扶地。

④ **做法：** 上身和双臂横移过右侧，吸气。

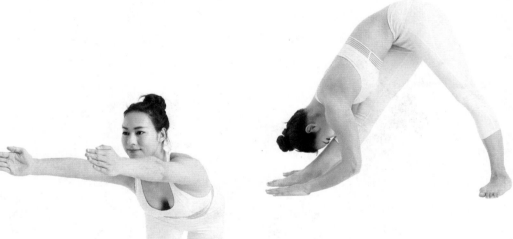

⑤ **做法：** 呼气，双臂伸直，和上身一起沿右侧45°方向抬起。

横月式

功效：伸展侧腰肌、腹外斜肌、背肌，收紧腰、腹部，活化脊椎。

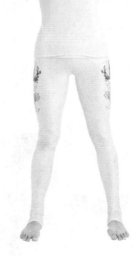

1 **做法：**双腿分开同肩宽。吸气，双臂上伸，双手合十。

2 **做法：**呼气，上身慢慢向右侧弯曲到最大限度，保持数秒。还原，换方向再做。

拉弓式

功效: 减少腰、髋、臀部的多余脂肪,
美化臀部曲线。

① **做法:** 侧卧,左臂向上
方伸直,弯曲右腿,右
手抓住右脚,吸气。

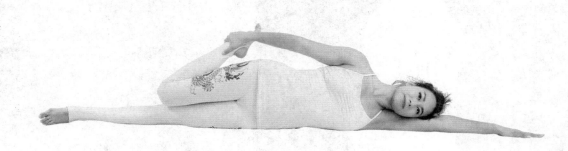

② **做法:** 呼气,上身、头
部尽量上抬,右手将右
脚抬高,收紧腰部、腹
部,眼睛注视右脚底。
保持20秒,自然地呼
吸。还原,腿放松,换
腿再做。

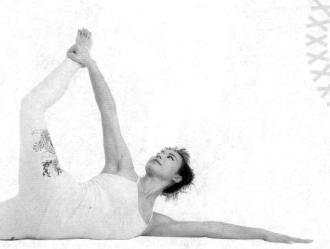

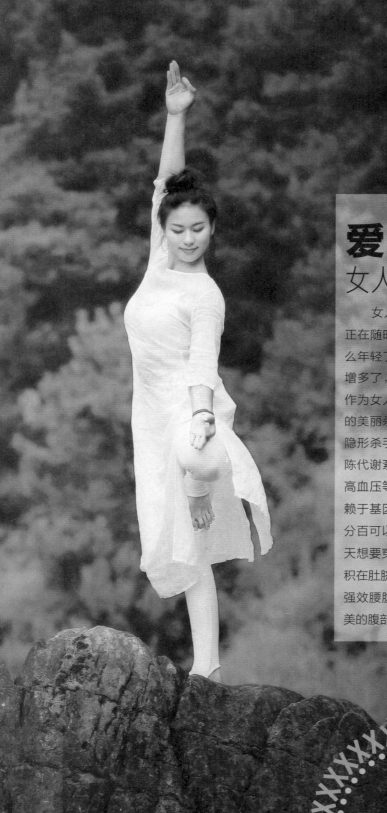

爱自己的
女人没有小肚腩

女人一旦有了小肚腩，就预示着她正在随时随地地告诉全世界：自己不那么年轻了，新陈代谢变慢了，体内毒素增多了，对生活的要求越来越低了……作为女人，挂满赘肉的腰腹不仅是致命的美丽杀手，更是严重威胁身体健康的隐形杀手。腹腔脂肪过多会造成体内新陈代谢紊乱，脏器功能失调，容易诱发高血压等疾病。也许身体的某些部位有赖于基因遗传，但是腰腹部线条却是百分百可以通过后天努力打造出来的。夏天想要穿上美美的露脐装吗？想去掉堆积在肚脐周围的环形脂肪露吗？下面6式强效腰腹部瑜伽可以帮你打造紧致和完美的腹部线条。

加强上伸腿式

功效： 强化腹部肌肉，减去腹部赘肉，
还可锻炼腿部肌肉，并使松弛的臀部
得到紧致。

1 **做法：** 仰卧，双脚伸
直，手臂放于身体两
侧，掌心朝下，双脚夹
紧瑜伽砖。

2 **做法：** 吸气，将双腿慢慢抬高，
与地面呈45°。保持此姿势15
秒，保持平稳呼吸。吸气，将双
腿继续抬升至与地面呈60°，
保持平稳呼吸。

3 **做法：** 吸气，继续抬升
双腿至与地面呈90°，
保持此姿势15秒。然后
呼气，还原初始动作。

Tips 腰部疾病患者不适合此体位
的练习。

PART 04 轻松练就性感腰腹

鸭行式

功效： 锻炼腰腹部肌肉，促进腰腹部血液循环，从而减少腹部赘肉。此动作还可按摩盆腔内的器官，缓解痛经、宫寒等症状，并有助于锻炼双腿肌肉、增强腿部力量。

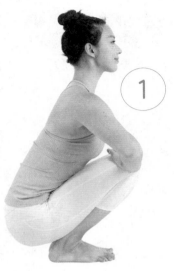

1 **做法：** 蹲姿，双手放于双膝上，眼睛平视前方。

2 **做法：** 吸气，左脚向前迈一步，右膝着地，左手放于左膝上，右手轻轻搭于右大腿上，左脚掌着地，右脚尖点地。

3 **做法：** 呼气，右脚向前迈一步，双脚交换蹲走10秒。然后恢复至初始动作。

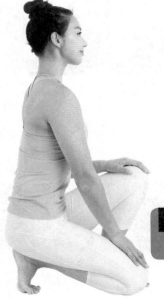

Tips 练习中应始终保持背部挺直向上，并且收紧腹部。

步步莲花式

功效： 有效拉伸腹部肌肉，加速腰部脂肪燃烧。加强盆骨支撑能力，使臀部和大腿肌肉群得到充分锻炼，美化下半身曲线。此动作还能按摩腹部脏器，促进肠道消化功能。

① **做法：** 仰卧，双手放于身体两侧，眼睛向上望。

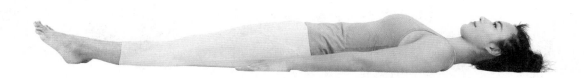

② **做法：** 吸气，掌心贴地，双膝弯曲，双腿上抬，保持小腿与地面平行。

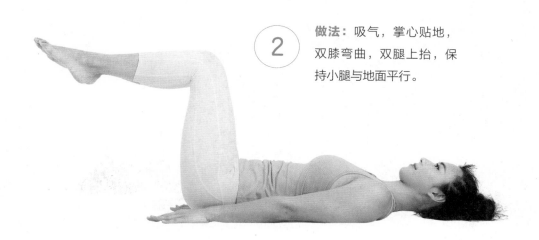

147

▶ PART 04

轻松练就性感腰腹

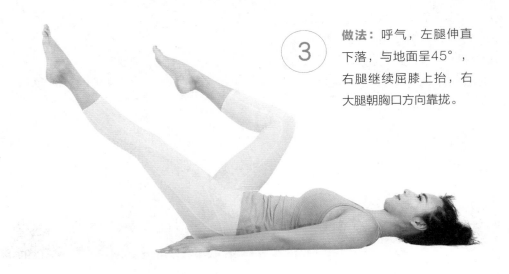

做法： 呼气，左腿伸直下落，与地面呈45°，右腿继续屈膝上抬，右大腿朝胸口方向靠拢。

③

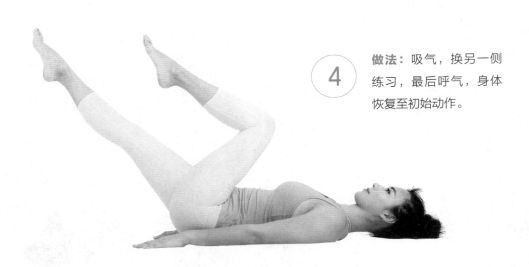

做法： 吸气，换另一侧练习，最后呼气，身体恢复至初始动作。

④

仰卧单腿除气式

功效： 加强肠胃排毒，预防便秘。

① **做法：** 仰卧，双腿伸直，双臂放在身体两侧，掌心贴地。

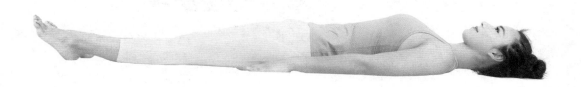

② **做法：** 吸气，屈左膝，双手十指交叉，抱住左小腿。

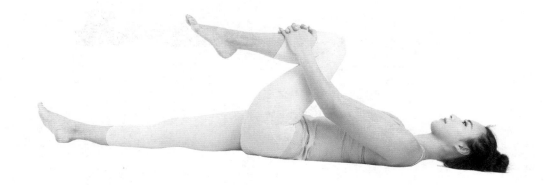

轻松练就性感腰腹

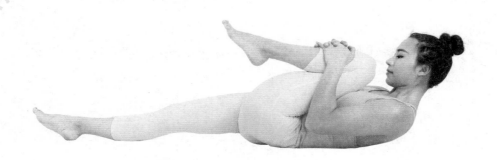

做法： 左腿尽量靠近胸腹部，抬起上半身，用鼻子去触碰左膝盖。

③

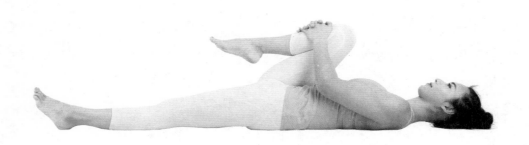

做法： 呼气，身体慢慢恢复至初始姿势。换另一条腿进行练习。

④

全骆驼式

功效： 此体位中身体后仰的动作能令腹部的下面与侧面肌肉得到充分的伸展，可有效刺激腹部脂肪，促进脂肪消耗，从而达到消除腹部赘肉的效果。

Tips 如果患有高血压、低血压、偏头痛或失眠症、严重的腰椎和颈椎疾病者，请避免此体位的练习。

1 **做法：** 跪坐，脚心朝上，臀部坐于双脚脚后跟上。上身前屈，胸部和腹部紧贴大腿前侧，双臂向前伸直，额头触地。

2 **做法：** 跪立，双腿分开与肩同宽，双臂自然放于身体两侧。

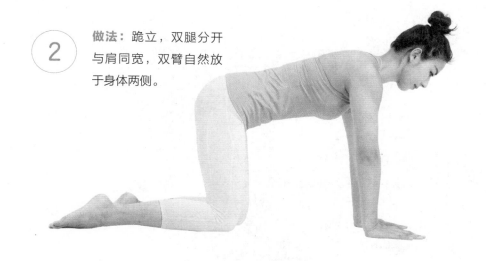

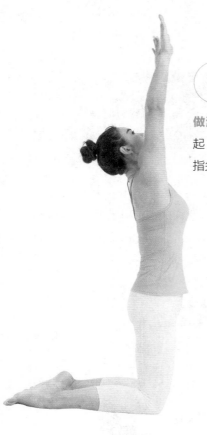

③

做法： 将双臂向上举起，抬头，眼睛看着指尖。

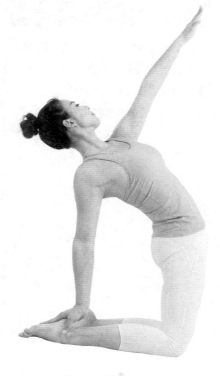

④

做法： 身体后仰，右手触摸右脚后跟，保持右臂与身体垂直，左臂向斜上方伸直，眼睛看着左手指尖。

⑤

做法： 呼气，身体继续向后仰，骨盆向前推，大腿与地面呈90°，左手臂朝后方伸直，保持此姿势15秒并调整好呼吸，然后还原至初始动作，再换另一侧继续练习。

手臂侧拉式

功效： 具有强力缩小腹、强化腰部肌肉、消除腹部赘肉、增加体力的效果。

① **做法：** 仰卧，双手放在身体两侧，双腿伸直，脚后跟并拢，脚尖绷直，双手沿体侧打开与肩平。吸气，用腹部的力量将双腿抬起，双脚始终保持并拢。

② **做法：** 呼气，保持肩部不动，双腿向右侧拉动，用右手手指尽量去靠近脚尖，双腿膝盖伸直，保持自然地呼吸3~5秒。

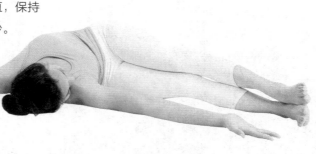

③ **做法：** 双腿并拢，弯曲膝盖，小腿收回，吸气，双膝还原，双腿伸直。左右各做2组。

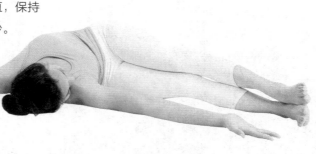

想拥有女性
特有的"川"字腹肌吗

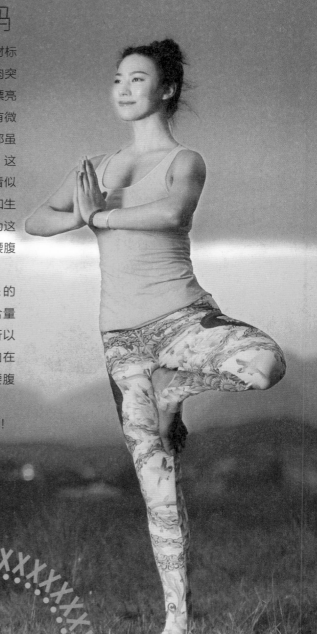

　　腹肌并不是男性的专利，女性理想的身材标准中也是有腹肌的。只不过相较于男性的肌肉突张，女性的腹肌更多的是体现温柔和性感。漂亮的小腰腹，正看有隐约可见的竖肌肉，侧看有微笑的弧度，象征着青春和活力。很多美眉腹部虽然没有什么赘肉，但是摸起来却松松垮垮的，这个时候就需要进行深层次的锻炼了。表面上看似柔弱无骨的腰腹部，其实承载着所有的脏器和生殖器官的重量，因而我们的腰腹部很容易因为这些脏器的重量而挤出小肚腩来。所以，加强腰腹部的力量和支撑力是非常有必要的。

　　你知道吗，其实女性有着与生俱来的"川"字腹肌，只不过因为女性体内脂肪含量较男性高，腰腹部被厚厚的脂肪所覆盖，所以我们才察觉不到它们的存在。当腰腹部赘肉在运动中得到控制后，我们就可以着重锻炼腰腹部的肌肉群，美化和紧实腰身的线条啦！

　　下面的瑜伽动作，很适合女性腹肌锻炼哦！

半月式

功效：腰腹部在保持身体平衡的过程中，可以得到充分的拉伸和扭转。腿部在上提和支撑的过程中，可以美化腿部的线条。

① 做法：站立，身体前倾，右掌撑地，右臂与地面垂直，左手叉腰。吸气，尽量向前迈出右脚，右膝盖弯曲，贴紧腹部。

② 做法：呼气，胸、腹部向上翻转，抬起左脚与地面平行，左臂向上伸展，与肩部、右臂呈一条直线。身体重心放在右腿和右臂上，右手支撑身体。保持数秒，身体还原，做另一侧的练习。

船式

功效： 有效地加强腰腹部的肌肉力量，拉伸和按摩腹部器官，紧实腰腹部整体线条。

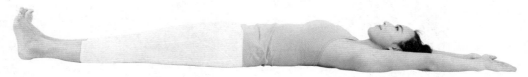

① **做法：** 仰卧，双腿并拢伸直，双臂高举放于头侧，掌心向上。

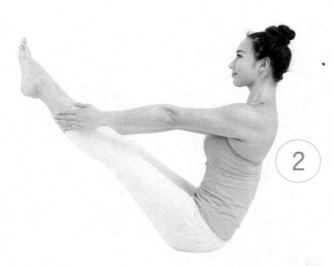

② **做法：** 吸气，用腹肌的力量带动头部、上身、双臂同时抬起，双臂向前伸直，掌心相对。双腿伸直，并拢上提，直到与地面呈45°，保持数秒。

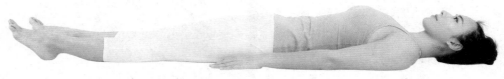

③ **做法：** 缓缓地放下双臂、双腿，呼气还原，放松身体。

弹簧式

功效： 加强腹部肌肉，减腰腹部脂肪，强化胃壁肌肉，对胃下垂和胃胀有辅助疗效。

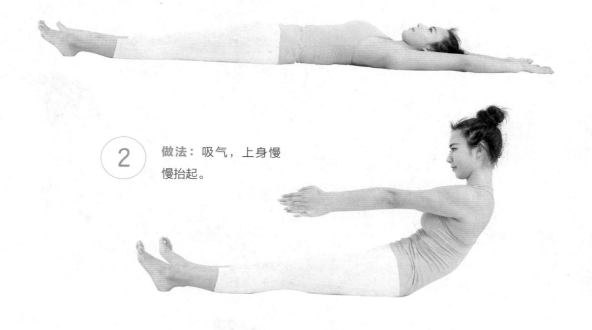

① **做法：** 仰卧，双臂上伸，调整呼吸。

② **做法：** 吸气，上身慢慢抬起。

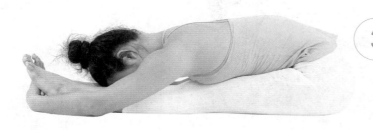

③ **做法：** 呼气，上身前弯，手抓住脚，尽量让胸部贴近大腿、面部贴近小腿。吸气，上身再缓缓后倒，还原到仰卧姿势。反复做6次。

推展式

功效：强化腹肌，挤压、按摩腹部内脏。

做法： 坐直，双腿向前伸直，调整呼吸。

做法： 吸气，屈双膝、双肘，大腿尽量贴胸，以臀部为支撑点。

做法： 呼气，上身后仰，双臂向前推直，双腿也伸直，身体呈"船式"，头和脚离地面约30厘米。

瑜伽冠军的瘦身瑜伽

箱舟式

功效：加强腹肌，刺激肠部，提高消化能力，活化下肢的关节部位。

① **做法**：双腿盘成莲花坐，调整呼吸。

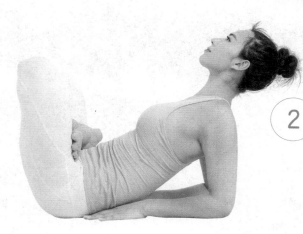

② **做法**：小臂支撑身体慢慢向后倒，用臀部做支撑点，双腿抬起，大腿同地面成呈90°。保持10~20秒，自然地呼吸。

③ **做法**：慢慢将腰放到地上，松开腿部，仰卧放松。反复练习3次。

紧实侧腹肌肉，
打造令人艳羡的 S 曲线

对于肥胖者而言，最为尴尬的就是腰腹部的层层赘肉，挥之不去却招之即来。即便是很多正面看起来还算窈窕的美眉，在转身的时候还是可以清楚地看到侧腰的赘肉，整体形象也因此而大打折扣。和腹部一样，侧腰也是很容易囤积脂肪的部位，各位美眉平时可以经常伸展左右侧腰，帮助美化腰部曲线，收紧腹部的动作也可使腹部更紧实平坦。如何更有效地锻炼两侧腹肌，增强侧腹肌的弹性，使两侧肌肉线条变得紧致流畅？下面的瑜伽动作可以帮到你哦，拥有明星般的S曲线，心动不如行动，马上开始吧！

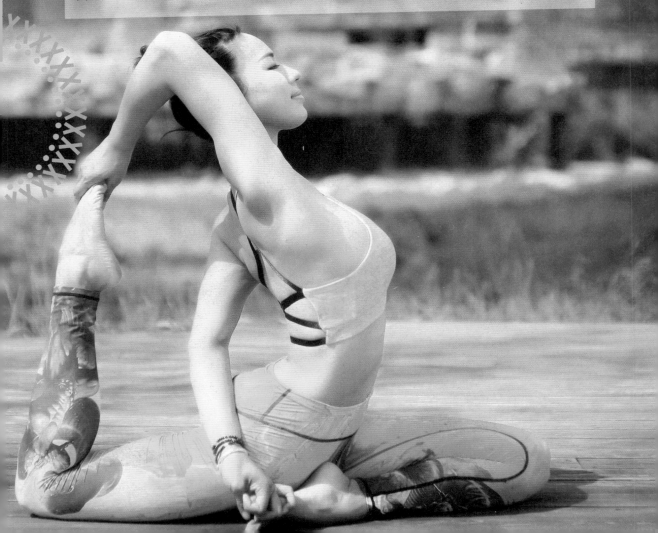

单腿风吹树式

功效： 这种体式在左右摇摆之间带动两侧腰肌运动，加强了肌肉群之间的力量和弹性。

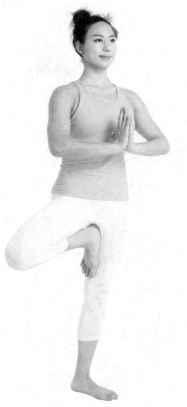

① **做法：** 站立，腰背挺直，双手合十于胸前，屈右膝，将右脚掌放在左大腿内侧，右膝向外打开。

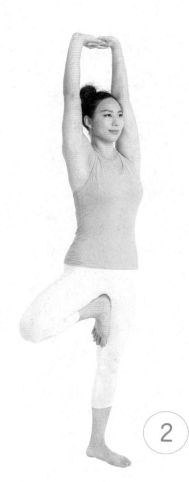

② **做法：** 吸气，双臂竖直上举，十指交叉，掌心翻转向上。

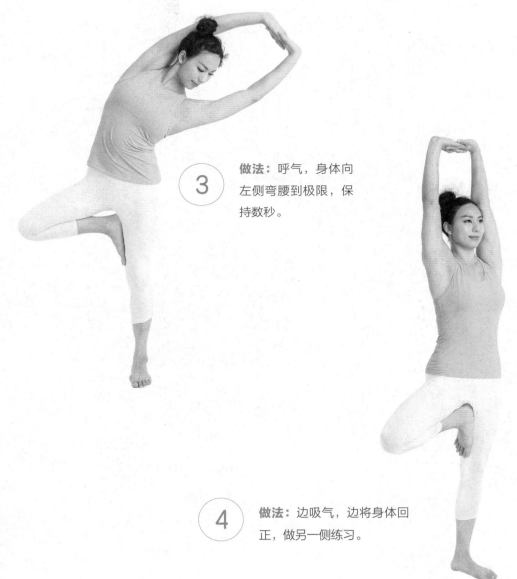

做法： 呼气，身体向左侧弯腰到极限，保持数秒。

③

做法： 边吸气，边将身体回正，做另一侧练习。

④

喇叭狗扭转式

功效： 充分的下弯加速了腰腹两侧的脂肪燃烧，增强了腹外、内斜肌的肌肉力量。

1 **做法：** 身体以"大"字形站立。双脚分开两倍半肩宽的距离，双臂侧平举，与地面保持平行。

2 **做法：** 呼气，上身前屈，双手放在双脚间的地面上，指尖触地。

3 **做法：** 躯干向右扭转，右手从身体后侧绕过抓住左小腿，左手抓住右脚踝，保持数秒。身体回正，换另一侧重复练习。

Tips 初学者在腰部韧度还没有达到要求时，可让双手置于双腿两侧的地面进行扭转的动作，在熟悉动作后再用双手握脚踝来加强扭转的幅度。

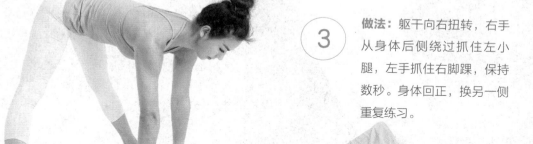

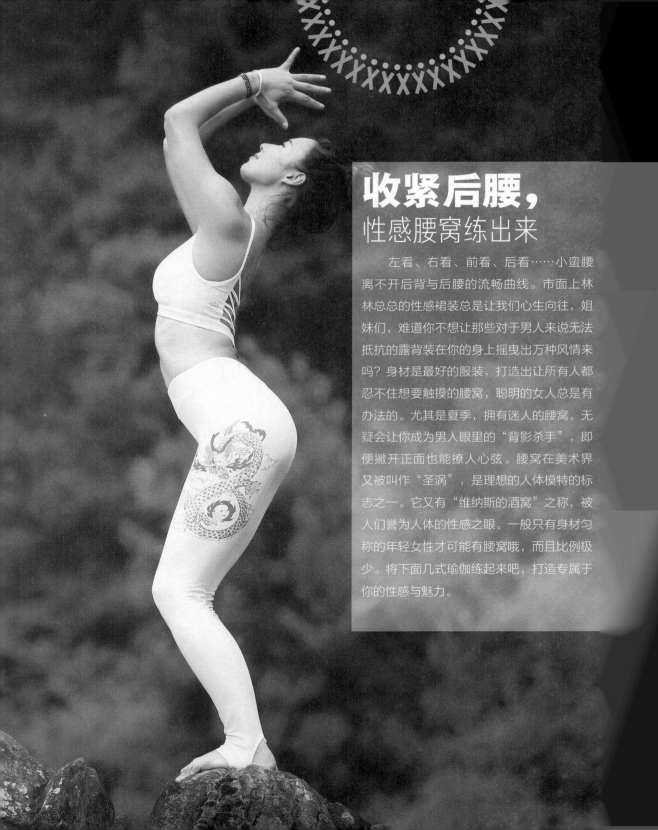

收紧后腰，
性感腰窝练出来

左看、右看、前看、后看……小蛮腰离不开后背与后腰的流畅曲线。市面上林林总总的性感裙装总是让我们心生向往，姐妹们，难道你不想让那些对于男人来说无法抵抗的露背装在你的身上摇曳出万种风情来吗？身材是最好的服装，打造出让所有人都忍不住想要触摸的腰窝，聪明的女人总是有办法的。尤其是夏季，拥有迷人的腰窝，无疑会让你成为男人眼里的"背影杀手"，即便撇开正面也能撩人心弦。腰窝在美术界又被叫作"圣涡"，是理想的人体模特的标志之一。它又有"维纳斯的酒窝"之称，被人们誉为人体的性感之眼。一般只有身材匀称的年轻女性才可能有腰窝哦，而且比例极少。将下面几式瑜伽练起来吧，打造专属于你的性感与魅力。

眼镜蛇式

功效：强化背部和脊椎，使背部所有的肌肉群都得到伸展，消除背部的僵硬紧张；训练腰臀肌肉，完美腰臀衔接处的曲线；促进血液循环，强化脊椎神经。

Tips 过分抬起身体和后仰会令背部受伤，练习时不可勉强。如果腰部不好，练习时可将双脚稍微分开。

① **做法：**俯卧，双脚伸直并拢，脚背贴近地面，下颌触地。手肘弯曲，双手放于肩膀下方。

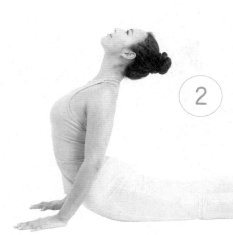

② **做法：**吸气，双臂伸直，上身离开地面，保持腹部以下的部位贴着地面，眼睛看向上方。

③ **做法：**吸气，将下颌慢慢抬高，头部后仰，保持平稳呼吸，保持此姿势数秒后放松身体。

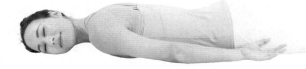

站立扭转式

功效： 扭转过程中能绷紧和拉伸背肌，完善背部线条。同时能消除腰腹两侧及腹部的多余脂肪，按摩腹部内脏器官，促进消化，消除腹部胀气。

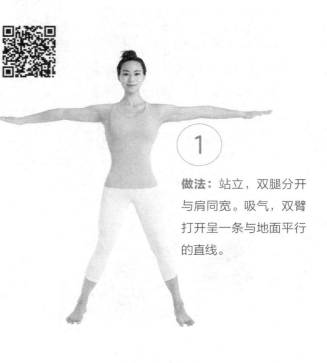

Tips 在练习过程中，不要转动双腿及骨盆，让扭转从胸椎的位置开始，牵动两侧腰的拉伸。熟悉动作后，可以在每次呼气的时候向后扭转更多。

①

做法： 站立，双腿分开与肩同宽。吸气，双臂打开呈一条与地面平行的直线。

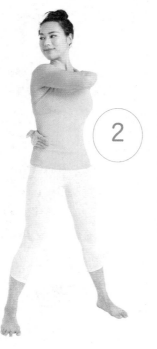

②

做法： 呼气，右手握住左肩头，左手从背后伸出环绕腰部，手心向外。身体向左后方扭转，头向右转。

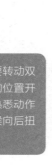

③

做法： 吸气还原，换另一侧进行练习。重复3～5次练习后，身体恢复至基本站姿。

瑜伽冠军的瘦身瑜伽

战士组合式

功效：充分拉伸脊椎，纠正脊椎弯曲与双肩下垂，增强脊椎健康。

① **做法：**站立，双腿伸直并拢，双手于胸前合十。

② **做法：**双臂向两侧打开呈一条直线，向左右侧无限延伸。左脚向前迈出一步，使左小腿与地面垂直。

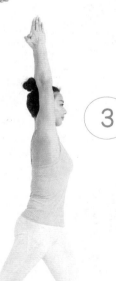

③ **做法：**吸气，双臂上举过头顶，双手合十。眼睛看向前方，保持数秒。

④ **做法：**收回双臂、双腿，身体恢复至初始姿势。

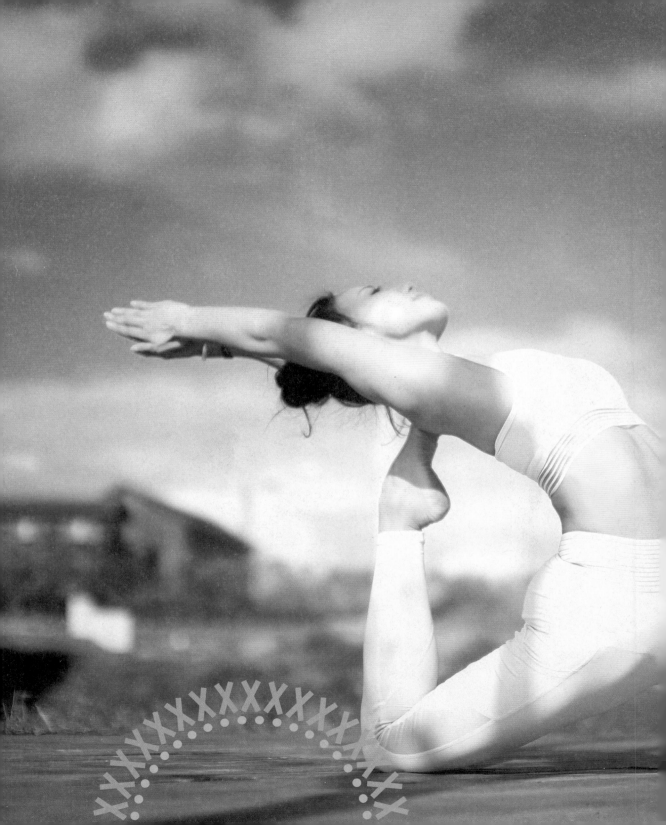

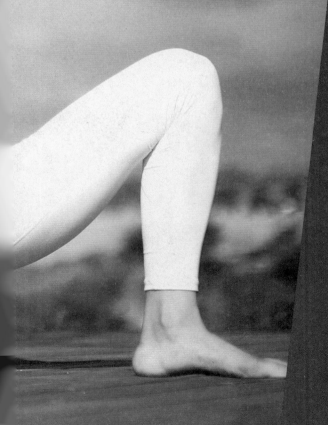

PART 05

随时随地，瘦身
瑜伽练起来

想要瘦得漂亮，更想瘦得轻松，其实只要把握好生活中每一个可以利用的时间间隙，随时随地就可以进行身体上的锻炼和精神上的修炼。想要美体瘦身其实也没那么难，只需要一点时间、一点精力和一些小练习，瑜伽就能帮助你达到收腹细腰的目的。无论是清晨、睡前、生理期还是产后，只要你坚持，瑜伽可以带给你不一样的瘦身体验。

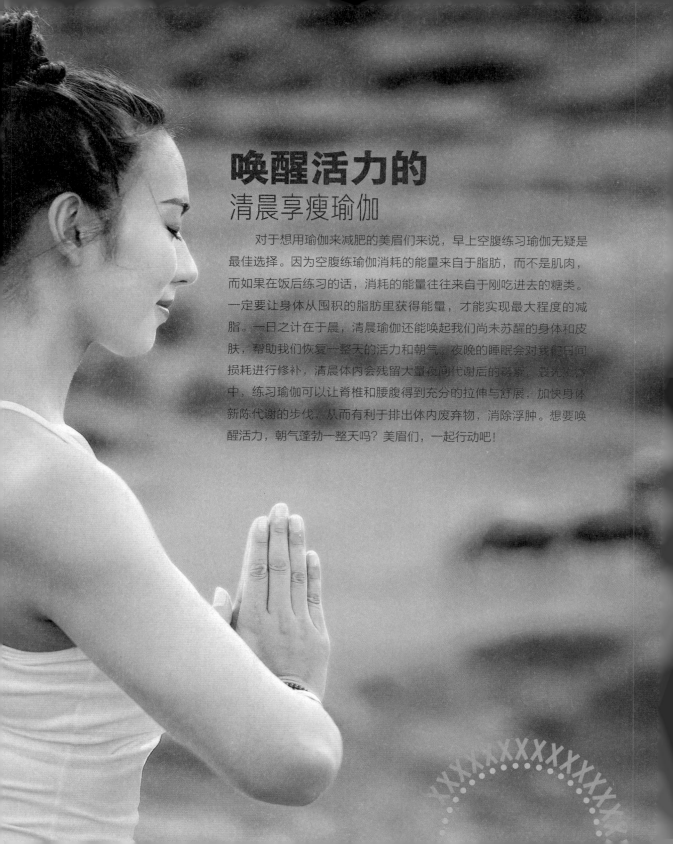

唤醒活力的
清晨享瘦瑜伽

　　对于想用瑜伽来减肥的美眉们来说，早上空腹练习瑜伽无疑是最佳选择。因为空腹练瑜伽消耗的能量来自于脂肪，而不是肌肉，而如果在饭后练习的话，消耗的能量往往来自于刚吃进去的糖类。一定要让身体从囤积的脂肪里获得能量，才能实现最大程度的减脂。一日之计在于晨，清晨瑜伽还能唤起我们尚未苏醒的身体和皮肤，帮助我们恢复一整天的活力和朝气。夜晚的睡眠会对我们日间损耗进行修补，清晨体内会残留大量夜间代谢后的尘埃，晨光轻柔中，练习瑜伽可以让脊椎和腰腹得到充分的拉伸与舒展，加快身体新陈代谢的步伐，从而有利于排出体内废弃物，消除浮肿。想要唤醒活力，朝气蓬勃一整天吗？美眉们，一起行动吧！

半骆驼式

功效：加强腹肌力量，加快燃烧腰腹部脂肪。来自双腿和双臂的拉伸，能加速四肢的血液循环及毒素排出，疏通淋巴系统，有效甩掉赘肉。

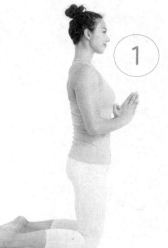

① **做法：**跪立，双手于胸前合十，腰背挺直，双脚微微分开，目视前方。

② **做法：**吸气，双手扶住腰部，髋部前送，脊椎向后弯曲，放松头部，头向后仰，身体慢慢向后弯。

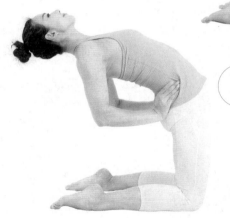

③ **做法：**吸气，右臂向上伸展，尽量使大腿与地面垂直。头转向左侧，目视前方。自然呼吸，保持数秒。身体还原，换另一侧练习。

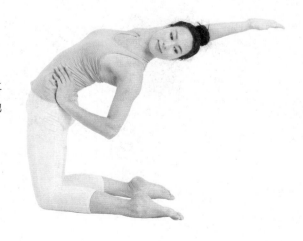

门闩式

功效： 舒缓后背肌肉，缓解脊椎僵硬等症状。充分活动侧腰，紧实腰腹部线条，按摩腹腔脏器，促进体内毒素代谢，刺激肾上腺，预防膀胱炎。

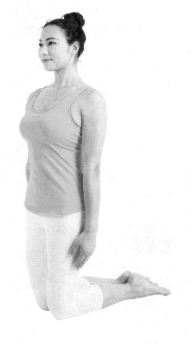

① 做法： 跪立，双膝并拢，双脚脚踝并拢，双臂自然垂于体侧，腰背挺直，目视前方。

② 做法： 吸气，右腿伸向右方，让右脚与左膝处于同一条直线上，右脚尖指向右方，右膝不要弯曲。双臂上举，双掌于头顶合十。

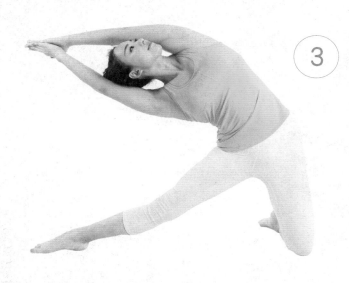

做法： 呼气，将躯干和
右臂屈向右腿，左上臂
贴近左耳，尽量向右侧
下压，头在双臂之间，
保持数秒。

③

④

做法： 呼气，身体还
原，换另一侧练习。

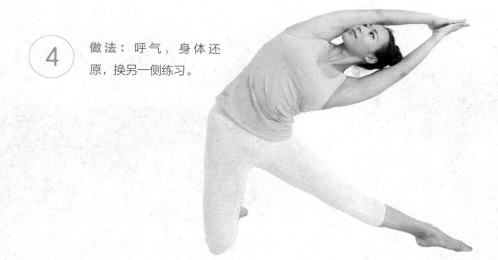

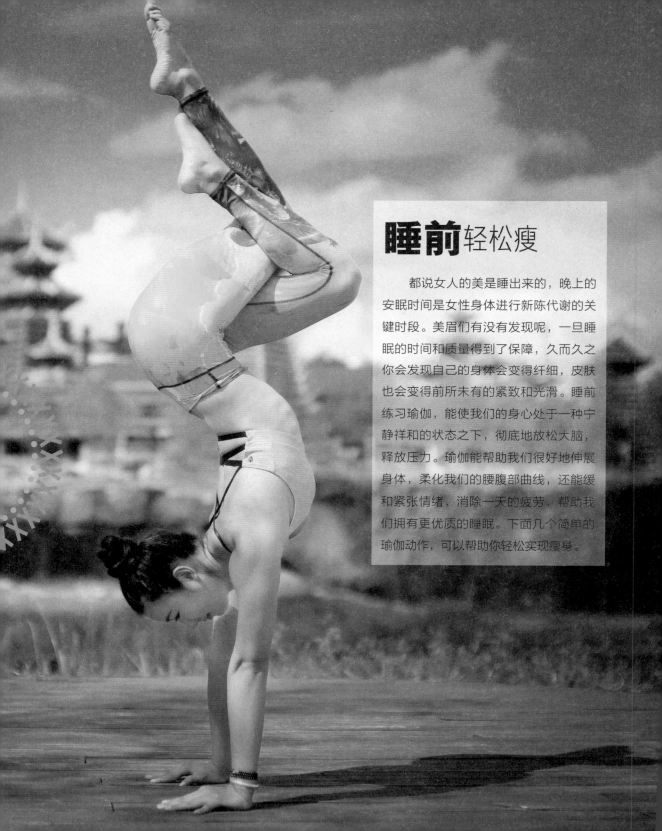

睡前轻松瘦

都说女人的美是睡出来的，晚上的安眠时间是女性身体进行新陈代谢的关键时段。美眉们有没有发现呢，一旦睡眠的时间和质量得到了保障，久而久之你会发现自己的身体会变得纤细，皮肤也会变得前所未有的紧致和光滑。睡前练习瑜伽，能使我们的身心处于一种宁静祥和的状态之下，彻底地放松大脑，释放压力。瑜伽能帮助我们很好地伸展身体，柔化我们的腰腹部曲线，还能缓和紧张情绪，消除一天的疲劳、帮助我们拥有更优质的睡眠。下面几个简单的瑜伽动作，可以帮助你轻松实现瘦身。

全蝗虫式

功效： 按摩骨盆区域，消除腰腹部的赘肉，加强肌肉群力量。上半身在上抬离地的时候也充分拉伸了脊椎和后腰，缓解坐骨神经痛。

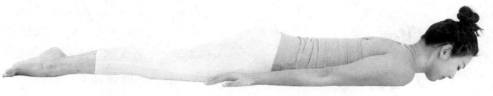

① 做法： 俯卧，下颌点地，双臂放于身体两侧，掌心贴地。

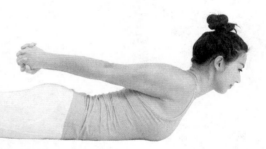

② 做法： 双手于背后十指交叉握拳，离臀部约20厘米的高度。

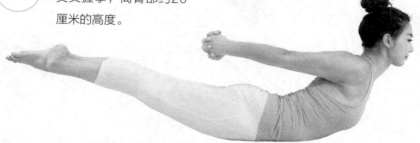

③ 做法： 吸气，收缩腹肌，带动上半身、头部和双脚抬离地面，双臂尽量向后延伸，保持数秒。呼气，放松，身体慢慢回到地面，双臂打开，掌心贴地，恢复至初始姿势。

猫式

功效： 按摩腹部脏器，收紧腰腹肌肉，激发腰部力量，加速脂肪的代谢和燃烧。

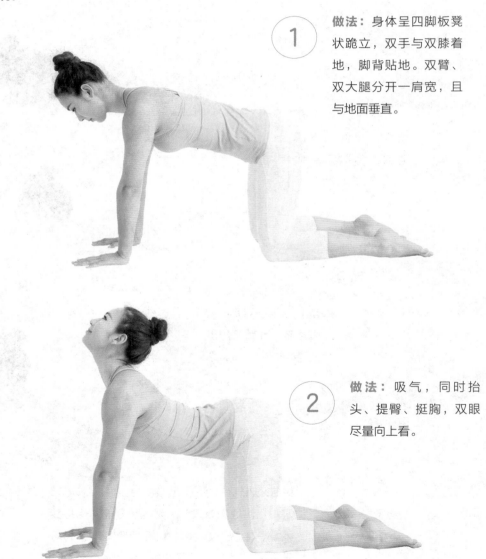

① **做法：** 身体呈四脚板凳状跪立，双手与双膝着地，脚背贴地。双臂、双大腿分开一肩宽，且与地面垂直。

② **做法：** 吸气，同时抬头、提臀、挺胸，双眼尽量向上看。

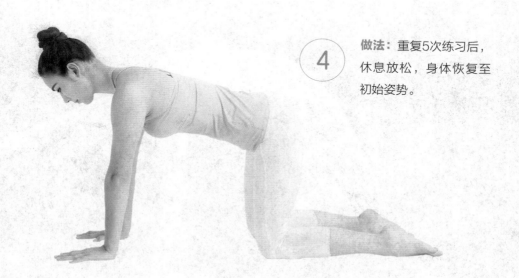

③ **做法：** 呼气，低头，含胸，拱背。收紧腹部肌肉，用下颌触碰锁骨，臀部尽量向下沉，大腿始终垂直于地面。

④ **做法：** 重复5次练习后，休息放松，身体恢复至初始姿势。

最有效的有氧减肥瑜伽，
经期不用愁

　　女人在生理期时，总是会出现大大小小的问题：有时腰酸，有时腹痛，等等。然而这个特殊时期也恰恰成为了减肥的绝佳时期。瑜伽作为最温和的有氧运动，可以促进血液循环、滋养脊椎神经、平衡五脏六腑，还有助于舒缓经期不适、减肥瘦身，是一种极佳的运动方式。美眉们，不要再为经期烦恼了，它是我们的好朋友，要学会与它和平相处。把握好经期这一美容瘦身的黄金时段，做一个乐活美人吧！

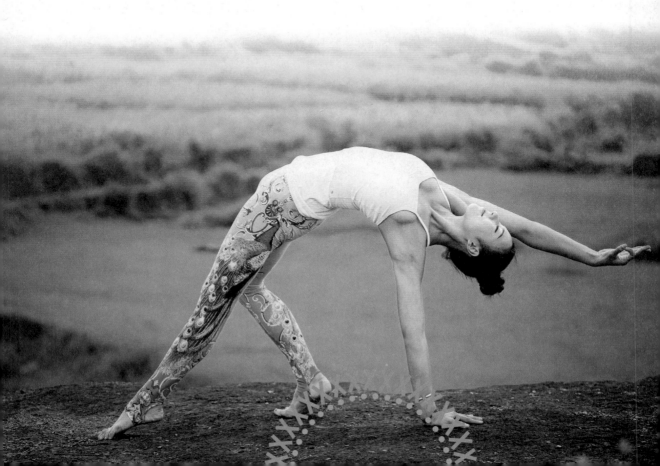

下犬式

功效： 除了可以舒缓子宫卵巢的紧绷和腰酸背痛之外，还可以加强子宫卵巢的功能。

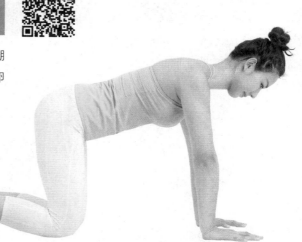

① **做法：** 以猫式动作开始，脚尖踮地。

② **做法：** 双腿伸直，脚后跟踩地，手臂伸直，臀部向上，背部和手臂形成一条直线，身体呈倒V字形。

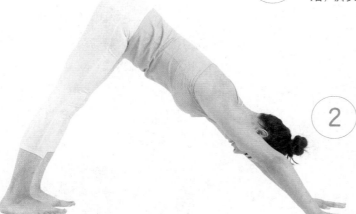

③ **做法：** 用鼻子均匀呼吸10次后，脚后跟离地，双膝弯曲，双臂向前伸直。呼气，放松。

坐姿前弯式

功效： 帮助身体放松，伸展腿部后侧肌肉，锻炼背部肌群，消除背部及双腿酸痛。同时还能刺激卵巢，改善手脚冰冷。

① **做法：** 双腿并拢，坐在地板上，脚尖朝上，上半身挺直向上延伸，双手自然放在两侧，收腹预备。

② **做法：** 呼气，脊椎保持延伸拉长的状态向前倾约45°，膝盖弯曲，双手扶在脚尖上。

③ **做法：** 继续呼气，双腿伸直，身体继续往前下弯，伸展腿部后侧，保持呼吸，恢复原位，反复练习2~3次。

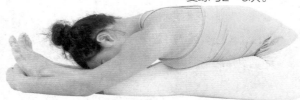

瑜伽冠军的瘦身瑜伽

蝴蝶式

功效： 大腿内侧韧带得到充分舒展，可以帮助改变腿形。还能排毒养颜，激活机体免疫力，驱除体内废气和瘀血。

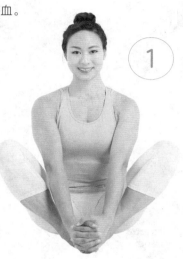

① **做法：** 取坐姿，脚掌贴合，脊背挺直，双手十指交叉，抱住脚尖。

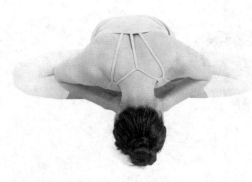

② **做法：** 呼气，以腰部为支点，身体前倾，慢慢使整个上半身和前额尽量贴近地面。同时肘部紧贴腿部。保持深腹式呼吸4~8次。

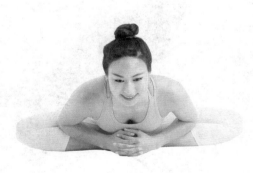

③ **做法：** 吸气，继续以腰部为支点，慢慢抬起整个背部，抬起两肘，伸直脊椎，放松。

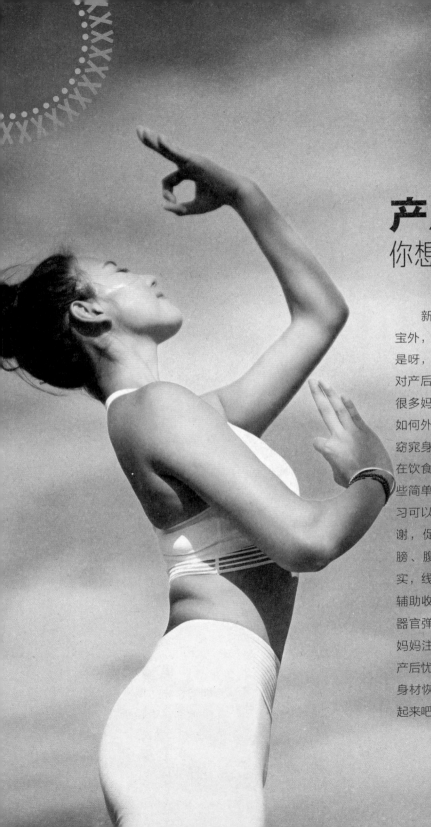

产后
你想魅力依旧吗

新妈妈在生产完后除了疼爱小宝宝外，最关心的莫过于身材的恢复了。是呀，谁不想做一位美丽的妈妈呢？面对产后出现的身材走样、肥胖等问题，很多妈妈都会陷入困惑和无助的境地，如何外雕形体，内调气血，恢复产前的窈窕身材，成为产后魅力女人呢？除了在饮食方面注意外，新妈妈们还可以做些简单、效果明显的瑜伽动作。瑜伽练习可以消耗身体脂肪，提高身体新陈代谢，促进毒素排出；瑜伽还可以使臂膀、腹部、背部、臀部等肌肉更加结实，线条流畅。瑜伽呼吸及体式配合能辅助收缩产后松弛的产道肌肉，保持性器官弹性。瑜伽呼吸及冥想还可以让新妈妈注意力专注、心态平和，降低患上产后忧郁症的概率。下面6式有助于产后身材恢复的瑜伽动作，新妈妈们赶快学起来吧！

牛面式

功效： 减少大腿部赘肉，雕塑臀部旁侧流畅线条。还可以缓解因孕期长时间不运动引起的肩背僵硬症状。

① **做法：** 双腿伸直并拢，坐在地板上。

Tips 练习时间为产后 1～3 个月，根据自身实际情况来完成，不能太过于用力。

② **做法：** 右腿弯曲，右脚放在左臀部外侧。

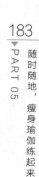

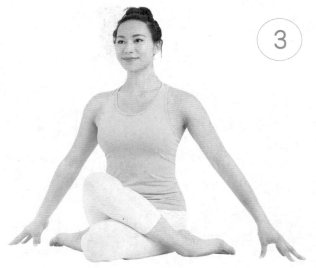

3 **做法：** 弯曲左膝，膝盖放在右膝下方，双膝相叠。

4 **做法：** 吸气，右臂伸直向上，左臂平举。双手在体后相扣。保持均匀呼吸，换另一侧练习。

▼瑜伽冠军的瘦身瑜伽

束角式

功效：有利于腹腔内脏的血液循环，促进子宫收缩，排出瘀血。

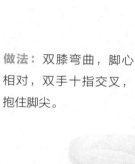

① **做法：**双膝弯曲，脚心相对，双手十指交叉，抱住脚尖。

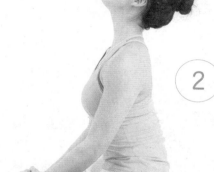

② **做法：**吸气，抬头伸展脊椎，放松双膝及髋部，保持均匀呼吸3~5次。

③ **做法：**呼气，髋部前推，带动上身向前，尽量做到极限。

Tips 练习此式应结合自身的情况，剖宫产妈妈不建议练习此式。

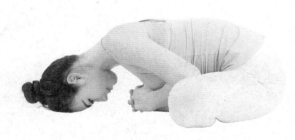

蜴式

功效： 可以帮助子宫恢复正常位置，缓解女性妇科疾病，如盆腔炎等。

1 **做法：** 俯卧，双腿伸直，额头触地，双手放于面部两侧，掌心向下。

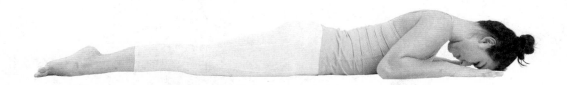

Tips 患有严重腰椎间盘突出、腰肌劳损人群，练习时要注意适度。

2 **做法：** 吸气，臀上翘，腰下塌，头向上抬起，大小手臂呈垂直状态，保持均匀呼吸。

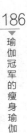

做法： 吸气，抬起小腿，脚后跟向臀部收紧，保持3~5次均匀呼吸。

③

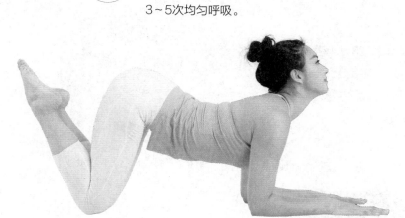

做法： 呼气，缓慢放低身体，放下双脚，还原俯卧姿势，脸朝向一边稍事休息。

④

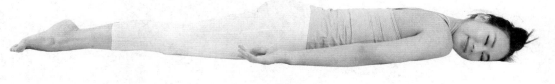

虎式

功效： 修长腿部线条，提升臀部。

① **做法：** 跪地，呈四脚板凳状，双手分开一肩宽，手臂、大腿垂直地面。

Tips 初产妇不要过度挤压腹部。

② **做法：** 臀部收紧，左腿向后伸直，绷直脚背。

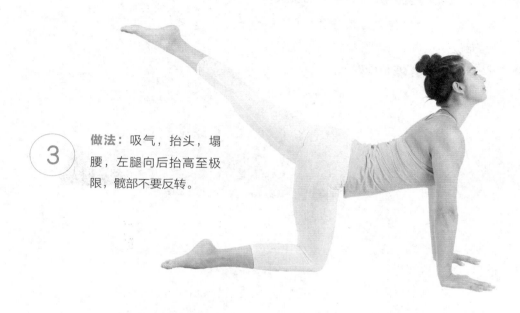

③ **做法**：吸气，抬头，塌腰，左腿向后抬高至极限，髋部不要反转。

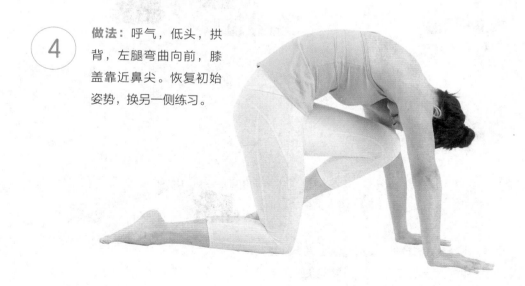

④ **做法**：呼气，低头，拱背，左腿弯曲向前，膝盖靠近鼻尖。恢复初始姿势，换另一侧练习。

鱼式

功效： 扩展胸腔，促进胸部血液循环，防止胸部下垂。同时还能刺激颈部腺体分泌，对呼吸系统也有益处。

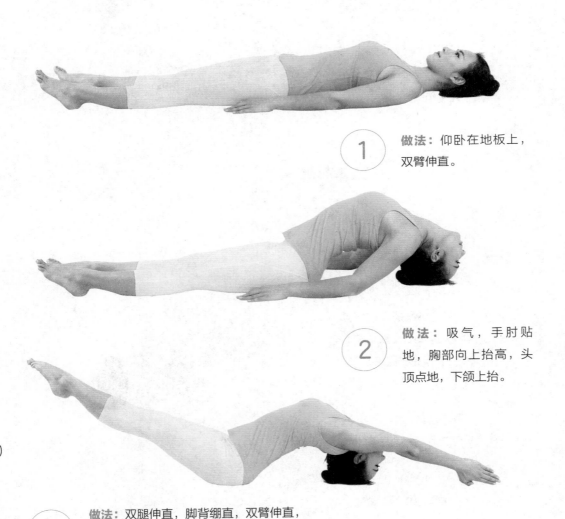

① **做法：** 仰卧在地板上，双臂伸直。

② **做法：** 吸气，手肘贴地，胸部向上抬高，头顶点地，下颌上抬。

③ **做法：** 双腿伸直，脚背绷直，双臂伸直，双腿向上抬起30°，双臂向头顶上方延伸，双手并拢。

瑜伽冠军的瘦身瑜伽

犁式

功效： 让血液流向颈部、面部，使面色更加红润，富有光泽。同时还能滋养神经系统，放松脊椎及周围肌肉群，使体内腺体得到调整，促进新陈代谢。

① 做法： 仰卧，双手放于体侧。

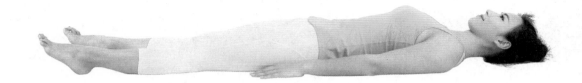

Tips 在产后 1 ～ 3 个月适合练习这一动作。

② 做法： 吸气，双手臂伸直，掌心向下，双腿抬高与地面保持90°。

③ 做法： 呼气，臀部向上抬高，双腿伸直，脚尖在头顶上方触地，保持呼吸。

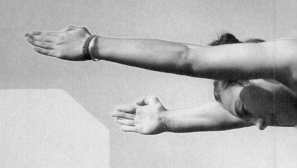

高效燃脂，
慢运动有快道理

热瑜伽又称高温瑜伽，是时下较为流行的塑身方法之一。热瑜伽具有较好的排毒和燃烧脂肪的功效，因而为不少想要减肥瘦身的美眉所青睐。

热瑜伽能够消耗相当多的热量，排出大量的汗水，故热瑜伽有瘦身、健身、排毒之功效。对于减肥的美眉来说，热瑜伽可以净化身体，加快血液循环，从而达到减肥瘦身的目的。即使停止练习，只要仍按要求进食，体重就不会反弹。

在一间将近40℃的高温房里面，对自然事物的模仿和静态的修习，更能增强消化力和排泄力，对于耐心也是一种考验与锻炼。除了肉体上的好处外，对于忧郁的人，热瑜伽还可以解忧，治疗忧郁症。忧心忡忡进烤箱，心旷神怡走出来。久而久之，你会感觉身体变得越来越完美。

在高温瑜伽系列中，瑜伽大师保留了原始哈他瑜伽的26个姿势，并把它们做了科学的排列。这26个动作按照人体肌肉、韧带与肌腱的特点科学地安排出练习顺序。瑜伽大师认为，这26个动作的练习是需要循序渐进的，否则容易出错。

高温瑜伽要求练习者在35～42℃的室温下练习，瑜伽大师认为，在身体未热的情况

瑜伽冠军的瘦身瑜伽

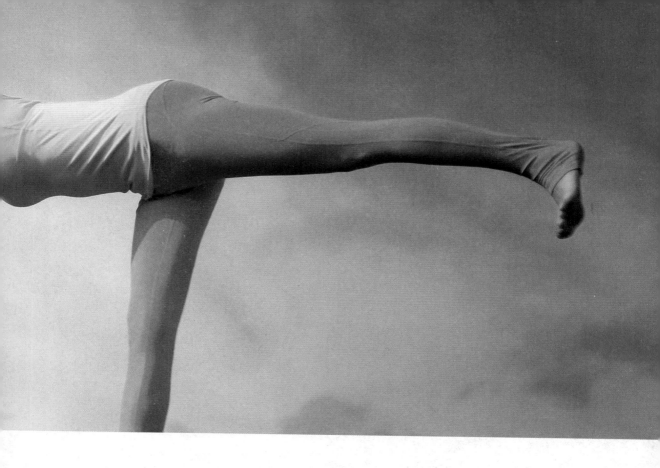

下练习瑜伽很容易受伤，这就好比把一块钢铁加热后，你用锤子便很容易把它改变成你所想要的形状，而不加热的钢铁用锤子也没有办法让它改变形状。

高温瑜伽的倡导者认为，这套动作可在90分钟内协调地把我们的身体调整到一个平衡的境界，使全身都得到锻炼，能够系统地把充满氧气的新鲜血液输送到我们身体的各个部位，让它们恢复到健康的、自然的工作状态。这样，即使是平时非常缺少运动的身体，也可以轻易完成不同的伸展动作，不容易受伤。所以，高温瑜伽非常适合初学者或长期缺乏运动的人练习。高温瑜伽受到很多人的喜爱，但并不是所有人都适合练习高温瑜伽。患有心脏病、高血压，或者有肾病、糖尿病、严重眼耳疾病、感冒、发热、腹痛或者身体处于严重疲劳状态下的人都不适宜练习高温瑜伽。选择适合自己的瑜伽种类也很重要哦！

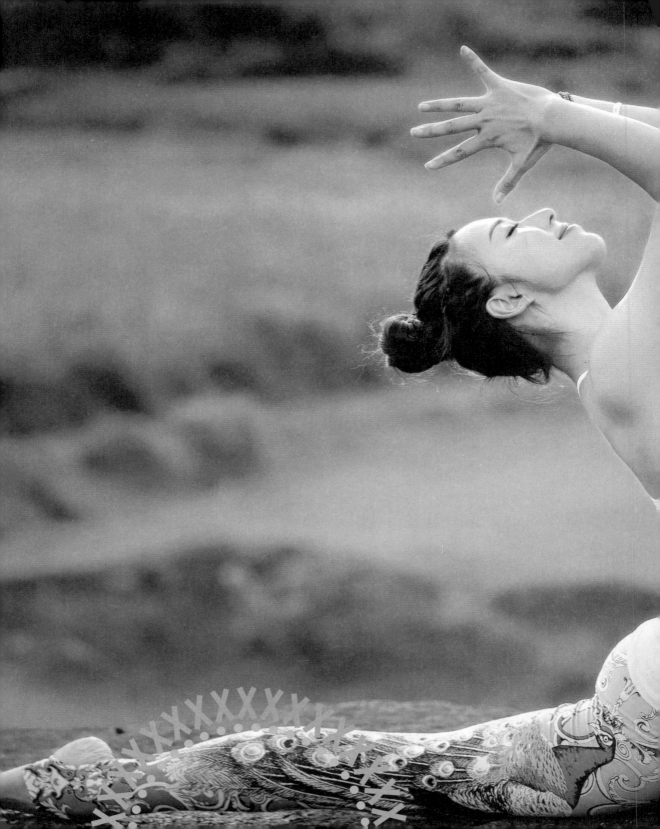

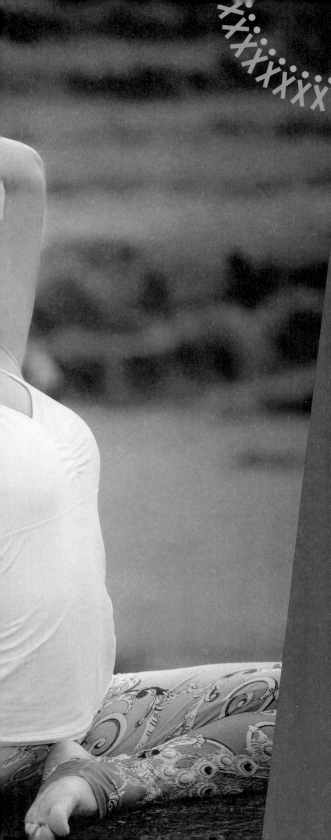

06

瑜伽饮食，让你
安全健康瘦

We are what we eat! 吃进去的是什么，我们就是什么。对吃的讲究，能体现出一个人的生活品质。我们所吃东西的种类、质量及日常饮食习惯，不仅直接影响我们的机体，也影响着我们的身体状况。瑜伽提倡的是一种健康、自然的生活方式，健康的生活方式才会塑造健康的体魄，健康的生活方式离不开健康的饮食习惯。想要瘦身，饮食很重要啊！从现在开始，摒弃不良的饮食观念，养成健康的进食习惯，一起拥抱美好的生活吧！

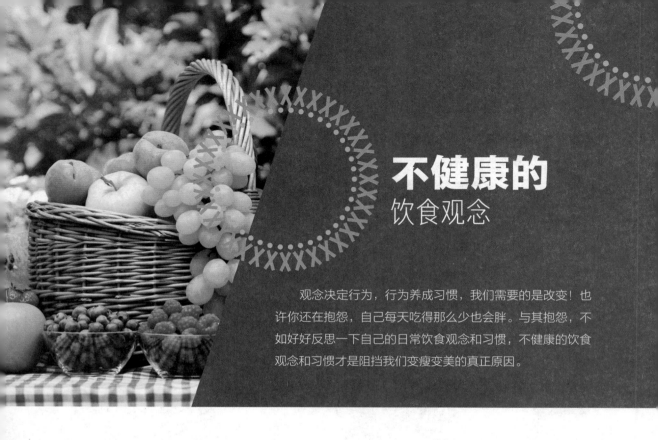

不健康的
饮食观念

观念决定行为，行为养成习惯，我们需要的是改变！也许你还在抱怨，自己每天吃得那么少也会胖。与其抱怨，不如好好反思一下自己的日常饮食观念和习惯，不健康的饮食观念和习惯才是阻挡我们变瘦变美的真正原因。

少吃才能瘦

说到瘦身，很多美眉可能会认为节食才是王道，认为节食能减少热量的摄入。其实，这是一种非常不正确的减肥方法。因为每天只吃一餐或者两餐，会加剧体内的饥饿感，这样的话人体将在下一次进食时自动吸收储存所有的热量。而且过于苛刻地节食也不是长久之计，一旦停止反弹的速度会更快。其实，无须刻意减餐，维持三餐的正常进食，秉持"早吃好，中吃饱，晚吃少"的进食原则，尽量食用低热量的食物，想要瘦身也不难哦！

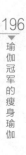

瑜伽冠军的瘦身瑜伽

水果热量低，可以用它来代替正餐

如果真的认为吃水果就不会长胖，因而大吃特吃，甚至把它当作正餐，那绝对错了。要知道部分水果的热量和糖分可是高得吓人。而且只吃水果还会导致体内营养摄入不足。所以各位美眉，把水果当正餐并不是好的减肥之道，选择一些粗粮，用蔬菜来代替部分水果，会更加有助于身体健康。

杜绝一切淀粉类食物

减肥从一开始就不吃淀粉类食物，会因为缺乏热量供应而容易饥饿，这个时候反而会因为满足食欲的空虚而吃下更多食物，摄入的热量必定更多。想要减肥的美眉们不妨遵从循序渐进的原则吧。尝试渐进减少淀粉的摄入量，或者选择营养价值高、易有饱腹感的谷类来代替过于精细的食物。

多吃菜少吃饭

生活中我们经常听到"少吃饭，多吃菜"这句话。表面上看来，这似乎很有道理。然而，从科学的营养角度来看，如果长期这样下去，对身体的健康是极其不利的。

人在一天之中所获得的总热能的50%～60%来自于糖类，而米饭及面食的主要成分正是糖类，它可以直接转化为热量；另外，米饭同大鱼大肉相比，要容易消化得多。过量地摄取丰富的菜肴，会对肠胃造成极大的负担。即使是蔬菜，如用过多的油烹饪而成，也不能过量食用，否则容易导致高血压、心血管病和肥胖。

所以，营养学家并不赞成绝对的"多吃菜，少吃饭"。主食与副食科学合理地搭配才更值得提倡。

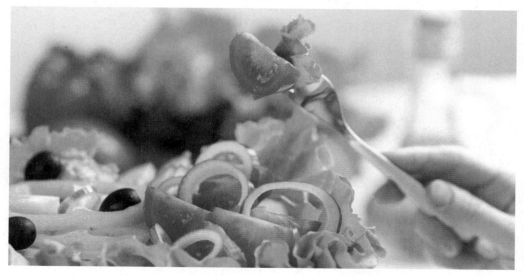

瑜伽饮食，让你安全健康瘦

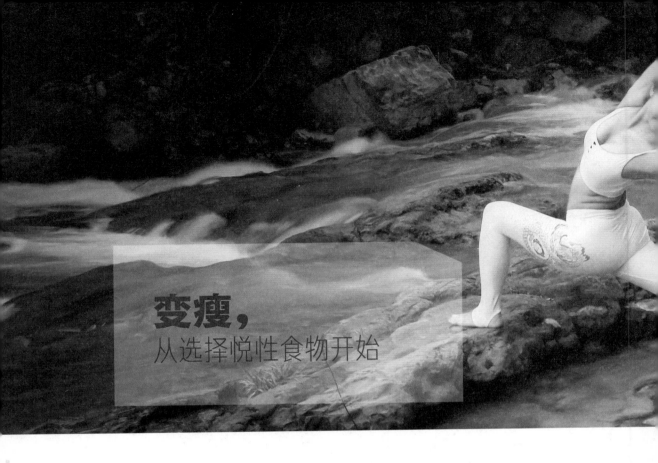

变瘦，
从选择悦性食物开始

从你接触瑜伽的那天开始，就应该知道，食物有三种属性：悦性、变性和惰性。易于消化，不会在体内产生大量的毒素堆积，能让人身心愉悦、精力充沛，这类食物为悦性食物。这类食物大多为素食，新鲜且烹调得当，不会过分调味或过于油腻，比如大部分蔬菜、一切新鲜水果、坚果、谷物、豆类、绿茶等。所有"太过酸、咸、苦、辣，太过刺激"以及加工复杂的食品，被称为变性食物。这类食物会让人变得激动、浮躁，不易自我控制和保持平静，比如咖啡、浓茶、味道强烈的调味品、巧克力、可可、汽水等。惰性食物是所有食物中最糟糕的，食用后容易让人产生疲倦感，容易使免疫系统出现问题，长期食用会使人变得缺乏耐性、懒惰和思维缓慢。这类食物包括所有放置时间过久的、陈腐的、烹调时间过长的食品，以及肉类、酒精、油炸或烧烤的食物等。按照瑜伽的食物分类方法去选择悦性食物，少

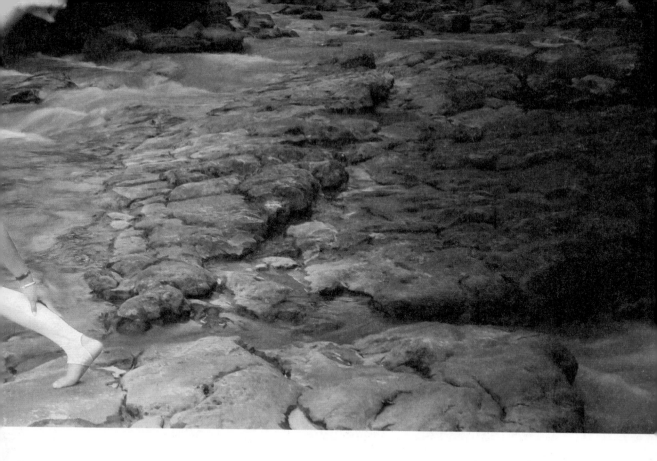

食变性食物，避免惰性食物，你就能为自己打造一个健康的饮食和消化系统。长此以往，不仅身体能变得苗条，心灵也将变得更为宁静。

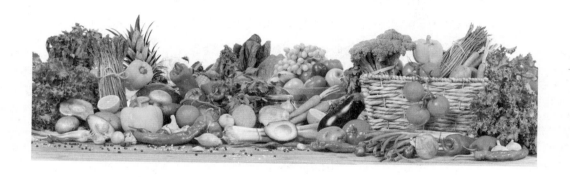

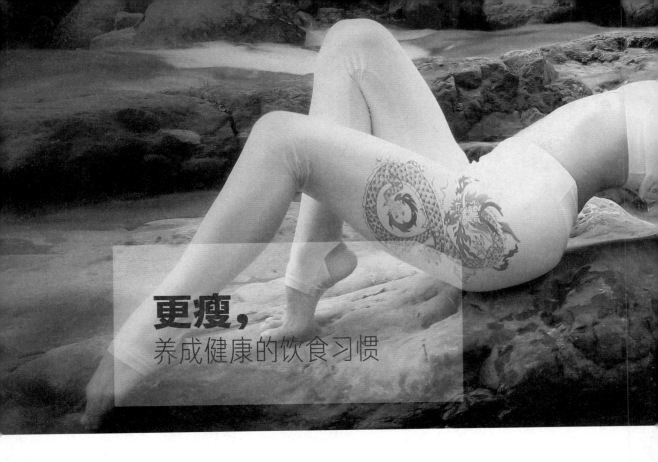

更瘦，
养成健康的饮食习惯

1.尽量选择一些清淡、简单的烹饪方法，如蒸煮、煲汤、生食、榨汁等，这样能最大限度地保存食物的天然营养成分，不要过度烹调，也不要加太多人工香料或油脂，尽量使用植物油，尤以橄榄油为佳。

2.避免进食油腻、辛辣或容易导致胃酸过多的食物。

3.在平静及愉悦的心情下进食，避免在生气或情绪不佳时用食物来发泄。

4.吃饭的时候细嚼慢咽，每口食物咀嚼30次以上，能有效避免因消化不良和长期饮食过量导致的肥胖，并能充分吸收食物的能量。

5.每餐不要超过八分饱，过饱会给消化系统造成压力，也是使人超重的重要原因。

6.每天喝10～15杯水。补充足够的水分能减少身体对油脂的依赖，抑制肌肤过早衰老，同时也能使我们的心情保持愉快、平和。德国的最新研究发现，人们在喝下一大杯水后，体内的新陈代谢会加快30%。想要提高新陈代谢，每天饮用适当的水是必需的。

瑜伽冠军的瘦身瑜伽

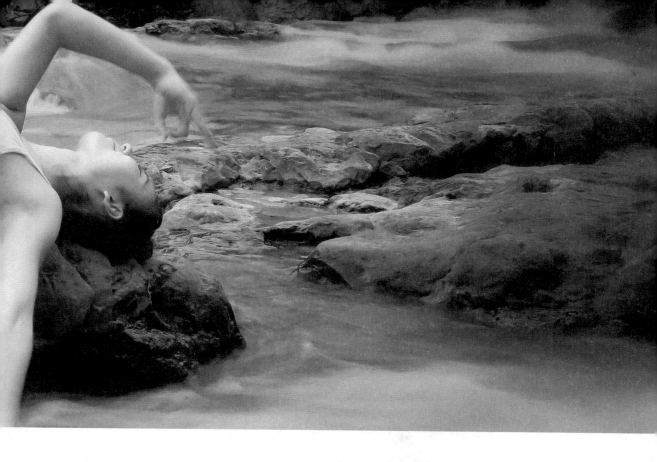

不要因为懒就不喝水，也不要因为自己是浮肿型体质就拒绝喝水，你要做的是小口小口慢慢饮，每次150ml即可。

7.保证蛋白质的摄入。消耗蛋白质所花的热量是消耗脂肪和糖类的两倍。研究发现，每周吃3~4次高蛋白质食品能显著提高新陈代谢的速度，而常见的鱼、虾、鸡蛋、奶酪等都是优质蛋白质的来源。

8.适量饮用黑咖啡或者绿茶。适量饮用不加糖的黑咖啡能够在短时间内让新陈代谢提速，但也不能因为减肥就多喝，摄入咖啡因过量会影响健康。研究发现，绿茶里含有儿茶酸，儿茶酸能增加体内降肾上腺素的水平，而降肾上腺素能加快新陈代谢的速度，让瘦身更容易！

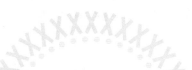

减肥是女人永恒的话题，如何减少热量的摄入，提高身体的新陈代谢率是很多爱美女性所关注的。想要减肥，除了运动外，健康合理的饮食也很重要。中国文化讲究食补，利用健康的饮食搭配来达到瘦身美容的效果成为很多女士的选择。饮食减肥在于均衡，而瑜伽饮食减肥法正是体现均衡的最高境界。下面10款营养又健康的瑜伽减肥食谱，再配上日常的瑜伽练习，让你轻松成为瘦美人！

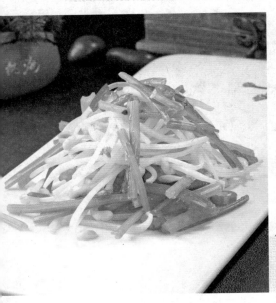

香芹拌豆芽

食材： 香芹200克，黄豆芽150克，红椒、香油、食盐各少许。

做法：

1. 香芹去根、叶后洗净，切段。

2. 锅中加水烧沸，将黄豆芽焯透，浸入凉开水中，再沥干水；香芹稍烫10秒即可沥干水。

3. 将香芹、黄豆芽、红椒一起装盘，加入香油、食盐拌匀即可。

瘦身攻略

芹菜中含有大量的高纤维，有利于消除浮肿。在咀嚼芹菜的时候，也能有效地消耗身体能量。

冬瓜绿豆粥

食材： 粳米100克，冬瓜50克，绿豆50克。

做法：

1. 冬瓜洗净，去皮切成丁；绿豆拣去杂质，洗净。

2. 锅中放入清水烧开，放入洗好的绿豆和粳米。

3. 盖上盖子，大火煮开后，转中火，煮至米烂粥稠。

4. 加入冬瓜，继续煮5~6分钟，至冬瓜熟软即可。

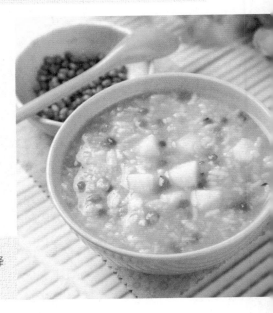

瘦身攻略

冬瓜是瑜伽饮食中属阴性的食物，具有祛湿、消肿和降血压的作用。绿豆具有清热解毒、消暑利尿之功效。

香蕉燕麦粥

食材： 水发燕麦160克，香蕉120克，枸杞少许。

做法：

1. 将洗净的香蕉剥去果皮，把果肉切成片，再切成条，改切成丁，备用。

2. 锅中注入适量清水烧热，倒入洗好的燕麦。

3. 盖上盖，烧开后用小火煮30分钟至燕麦熟透。

4. 揭盖，倒入香蕉，放入枸杞，搅拌均匀，用中火煮5分钟即可。

瘦身攻略

燕麦含有大量的膳食纤维，易产生饱腹感，可促进肠胃蠕动，有利于减肥。

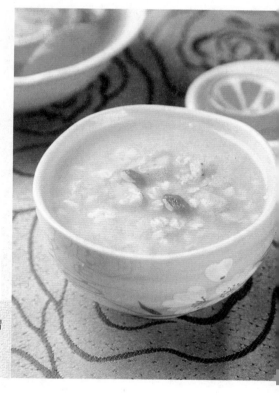

蔬菜拌魔芋

食材： 魔芋200克，菠菜180克，枸杞10克，熟芝麻、蒜末各少许，生抽5毫升，芝麻油、食盐各适量。

做法：

1. 将魔芋切成小方块，菠菜切成段，分别煮至断生。

2. 取一个干净的碗，倒入魔芋块和菠菜、枸杞，加入蒜末、生抽、食盐、芝麻油，搅拌至食材入味。

3. 取干净的盘子，盛入拌好的菜肴，撒上熟芝麻即成。

瘦身攻略

魔芋中的膳食纤维能够促进肠胃蠕动，清除肠内的脂肪堆积，排出体内有毒物质。

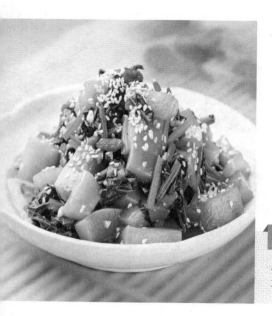

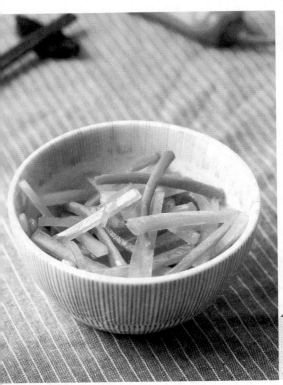

清味莴笋丝

食材： 莴笋300克，红椒30克，蒜末、食盐、辣椒油各少许。

做法：

1. 洗净去皮的莴笋切丝；洗净的红椒去籽，切丝。

2. 锅中注入清水烧开，放入食盐、莴笋，拌匀，略煮。

3. 加入红椒，搅拌，煮约1分钟，把煮好的莴笋和红椒捞出，沥干水分。

4. 将莴笋和红椒装入碗中，加入蒜末、食盐和辣椒油，拌匀，将菜肴盛出即可。

瘦身攻略

莴笋是营养丰富但热量低的蔬菜，具有促进肠胃蠕动、利尿等功能。

薏米银耳莲子粥

食材： 薏米、小豆、莲子各适量，银耳50克，白糖少许。

做法：

1. 薏米、小豆、莲子均用清水洗净，泡开。

2. 银耳泡发后撕成小片。

3. 锅中加适量水烧开，先放入薏米、小豆、莲子熬煮至五成熟，再加入银耳片一起煮至熟烂，最后加入白糖调味，即可。

瘦身攻略

此粥可补养气血、利水消肿，还可以帮助排便、滋润肌肤。

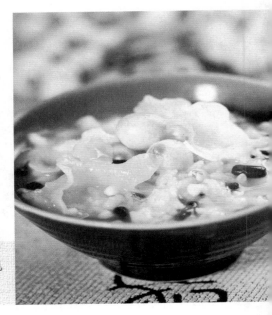

瑜伽冠军的瘦身瑜伽

莴笋黄瓜小炒菜

食材： 莴笋、胡萝卜、黄瓜各100克，花生米25克，玉米粒35克，蒜末、葱白、姜片、食盐、食用油各少许。

做法：

1. 将去皮洗净的莴笋、黄瓜、胡萝卜切成丁。

2. 锅中加适量清水烧开，加入食盐。

3. 倒入洗好的花生米、胡萝卜丁，煮片刻，再倒入玉米粒，拌匀煮沸。

4. 将煮好的材料捞出，装盘备用。

5. 热锅注油，倒入姜片、葱白、蒜末爆香。

6. 倒入黄瓜、莴笋，拌炒片刻；倒入胡萝卜、玉米粒、花生米，加食盐，拌炒均匀后盛出即可。

瘦身攻略

莴笋含有大量植物纤维素，能促进肠蠕动、帮助大便排泄。

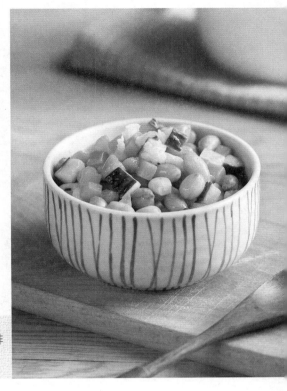

缤纷水果沙拉

食材： 猕猴桃50克，菠萝50克，葡萄30克，西瓜30克，桑葚30克，香蕉30克，沙拉酱、食盐各少许。

做法：

1. 菠萝去皮，切块，用盐水浸泡几分钟。

2. 其他水果处理后切成适当大小。

3. 将猕猴桃、菠萝、葡萄、西瓜、桑葚和香蕉放入碗中，加入沙拉酱拌匀即可。

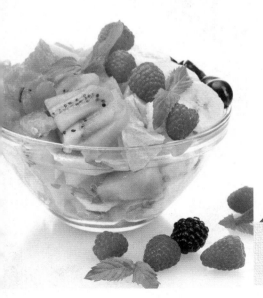

瘦身攻略

水果富含丰富的维生素和膳食纤维，具有增强免疫力和促进血液循环的功效。

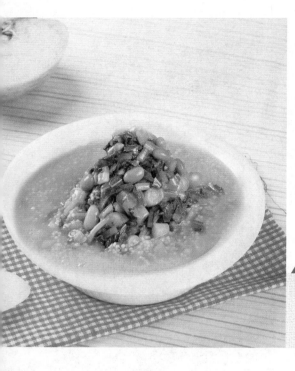

小米煮菜心

食材： 菜心150克，毛豆粒100克，小米60克，食盐适量。

做法：

1. 毛豆粒洗净，焯至断生，捞出沥水。

2. 菜心洗净，切短段。

3. 小米淘净，加水煮至七八成熟，放入毛豆粒煮一会儿，再加入菜心一同煮至食材熟透，最后加食盐调味即可。

瘦身攻略

小米属于粗粮，含有丰富的纤维素，食入易有饱腹感且热量低。长期食用不仅有利于减肥，还可以美容养颜。

扁豆玉米

食材： 扁豆70克，玉米粒60克，食盐、洋葱30克，食盐、胡椒粉、橄榄油各少许。

做法：

1. 洋葱和扁豆切好待用，再将扁豆、玉米粒焯至断生，沥干水分。

2. 向所有食材加入食盐、胡椒粉、橄榄油，拌匀。

3. 将拌好的菜肴装入盘中即可。

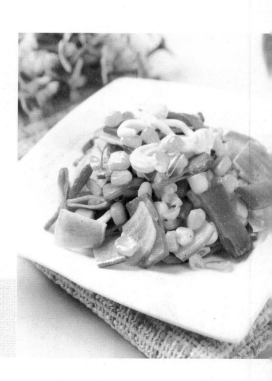

瘦身攻略

玉米中所含的植物纤维素可防治便秘、肠炎、肠癌等；还可以抑制脂肪吸收，降低血脂水平，预防肥胖。